新时代防治艾滋病
干部必读

主编　王贺胜

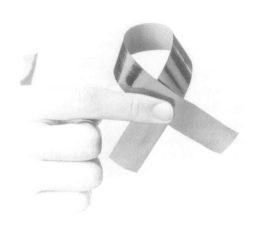

人民卫生出版社
·北　京·

图书在版编目（CIP）数据

新时代防治艾滋病干部必读 / 王贺胜主编 . —北京：
人民卫生出版社，2023.11
ISBN 978-7-117-35639-8

Ⅰ. ①新… Ⅱ. ①王… Ⅲ. ①获得性免疫缺陷综合征
– 防治 – 干部教育 – 学习参考资料 Ⅳ. ①R512.91

中国国家版本馆 CIP 数据核字（2023）第 210224 号

人卫智网	**www.ipmph.com**	医学教育、学术、考试、健康，购书智慧智能综合服务平台
人卫官网	**www.pmph.com**	人卫官方资讯发布平台

新时代防治艾滋病干部必读
Xinshidai Fangzhi Aizibing Ganbu Bidu

主　　编：王贺胜
出版发行：人民卫生出版社（中继线 010-59780011）
地　　址：北京市朝阳区潘家园南里 19 号
邮　　编：100021
E - mail：pmph @ pmph.com
购书热线：010-59787592　010-59787584　010-65264830
印　　刷：天津市光明印务有限公司
经　　销：新华书店
开　　本：889×1194　1/32　　印张：3
字　　数：70 千字
版　　次：2023 年 11 月第 1 版
印　　次：2023 年 11 月第 1 次印刷
标准书号：ISBN 978-7-117-35639-8
定　　价：30.00 元
打击盗版举报电话：010-59787491　E-mail：WQ @ pmph.com
质量问题联系电话：010-59787234　E-mail：zhiliang @ pmph.com
数字融合服务电话：4001118166　　E-mail：zengzhi @ pmph.com

《新时代防治艾滋病干部必读》

编写委员会

主　编　王贺胜

副主编　常继乐　严　俊

编　委（按姓氏笔画排序）

马英鹏　王贺胜　王新伦　吕　柯　朱祈钰

刘　惠　刘宇婧　刘海涛　刘康迈　刘童童

江　虹　汤后林　严　俊　李　健　李振红

陈清峰　金　聪　赵　燕　郝　阳　贺青华

贾　波　徐　杰　徐　鹏　常继乐　符　君

韩孟杰　雷正龙

习近平总书记指出:"一部世界文明史也是同瘟疫斗争的历史,人类总是在不断战胜挑战中实现更大发展和进步。"历史清楚地记载着,一次次的瘟疫夺走了无数人的健康和生命。即使到了科学技术发达的今天,无论是近年肆虐全球的新型冠状病毒感染疫情,还是逞凶已久的艾滋病,都严重危害着人们的健康和生命安全,成为世界性的重大公共卫生问题和社会问题。2022 年,全球还有 3 900 万人正在遭受艾滋病病毒的折磨,约有130 万人新感染艾滋病病毒,63 万人死于艾滋病相关疾病。我国自 1985 年报告首例艾滋病病例以来,截至 2022 年年底,现存活艾滋病病毒感染者和艾滋病病人 122.3 万人,累计报告死亡41.8 万人。

党中央、国务院高度重视艾滋病防治工作。党的十八大以来,习近平总书记多次对艾滋病防治工作作出重要指示,强调以对人民高度负责的精神,切实把艾滋病防治工作抓紧抓好。党的二十大指出,要创新医防协同、医防融合机制,健全公共卫生体系,提高重大疫情早发现能力,加强重大疫情防控救治体系和应急能力建设,有效遏制重大传染性疾病传播。

做好艾滋病防治工作责任重大,使命光荣。近年来,在各地、各部门和全社会共同努力下,我国艾滋病防治工作取得显著成效。经输血传播基本阻断,经母婴传播和注射吸毒传播得到有效控制,群众防艾意识不断提升,易传播行为有所减少,全国抗病毒治疗覆盖率和治疗成功率均达 90% 以上,重点地区疫情上升势头得到基本遏制,全国总体疫情持续控制在低流行水平。但是,随着防治工作进一步深入,防治难点问题更加突出,防治任务愈发艰巨。目前尚无针对艾滋病的有效疫苗和治愈性药物,我国艾滋病病毒感染者和艾滋病病人基数大,每年新报告艾滋病病毒感染者和艾滋病病人数 10 多万人,离实现联合国 2030 年终结艾滋病的目标还有差距。

《国务院关于进一步加强艾滋病防治工作的通知》要求:"各级领导干部要带头学习和掌握艾滋病防治政策,正确认识艾滋病。"为加强各级领导干部艾滋病防治知识与政策的教育,满足各地党政干部学习艾滋病防治知识、法规、政策的需要,国务院防治艾滋病工作委员会办公室等先后组织编写了多版干部读本,对促进各级干部对艾滋病的认识、提高对防治工作的重视发挥了十分重要的作用。中国特色社会主义进入新时代以来,国际、国内艾滋病防治形势发生了新的变化。全面准确认识这些新变化,对深入开展艾滋病防治工作、保护人民健康具有十分重要的意义。国务院防治艾滋病工作委员会办公室再次组织编写了《新时代防治艾滋病干部必读》,这是一本适合广大党政干部阅读的通俗读物。希望广大干部通过学习本书,充分认识到艾滋病流行的严重性和危害性、做好艾滋病防治工作的重要性和紧迫性;进一步了解艾滋病基本知识,普遍掌握当前我国艾滋病防治的法规、政策和措施;进一步解放思想、实事求是,坚持人民至上、生命至上,切实抓紧、抓实、抓好本地区、本部门、本单位艾滋病防治工作，为遏制艾滋病疫情、建设健康中国做出自己应有的贡献。

国家卫生健康委员会副主任
国家疾病预防控制局局长

2023 年 9 月

目录

附　录

一、艾滋病基本知识

(一) 什么是艾滋病

艾滋病,全称是"获得性免疫缺陷综合征(acquired immuno-deficiency syndrome, AIDS)",是由感染人类免疫缺陷病毒(human immunodeficiency virus, HIV,又称"艾滋病病毒")引起的综合征。艾滋病病毒专门攻击和破坏人体的免疫系统,导致以人体 CD4$^+$ T 淋巴细胞减少为特征的进行性免疫功能缺陷,从而继发各种机会性感染、恶性肿瘤和中枢神经系统病变,最终导致死亡。

迄今,尚无可以根治艾滋病的药物,也缺乏有效预防感染艾滋病病毒的疫苗,但可通过抗病毒治疗抑制病毒复制,进而改善艾滋病病毒感染者和艾滋病病人的生活质量,延长生命。

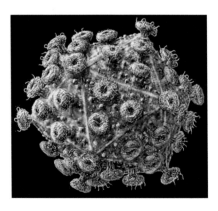

艾滋病病毒(示意图)

（二）艾滋病的传播途径

艾滋病病毒感染者和艾滋病病人都是艾滋病的传染源,人群对艾滋病病毒普遍易感。艾滋病病毒主要存活于艾滋病病毒感染者和艾滋病病人的血液、精液、阴道分泌物、组织液、淋巴液、脑脊液、乳汁等体液中,因此,没有体液交换就不会感染艾滋病病毒。艾滋病病毒只能通过三种途径传播,即性传播、血液传播和母婴传播。

1. 性传播

在未采取保护措施(如正确使用安全套)的情况下,艾滋病病毒可通过性交(包括阴道交、肛交、口交)的方式在异性或同性之间传播。性伴侣越多,感染的风险越大。性传播是艾滋病病毒最主要的传播途径,坚持安全性行为是预防艾滋病性传播的有效措施。

2. 血液传播

共用注射器静脉吸毒,使用被艾滋病病毒污染且未经严格消毒的注射器、针头,输入被艾滋病病毒污染的血液及血制品,移植被艾滋病病毒污染的组织、器官,都可能感染艾滋病病毒,与艾滋病病毒感染者和艾滋病病人共用剃须刀、牙刷,使用不清洁器具文身和扎耳洞等也存在感染风险。

3. 母婴传播

感染了艾滋病病毒的妇女可在妊娠期、分娩过程中和产后哺乳时将艾滋病病毒传播给胎儿或婴儿。

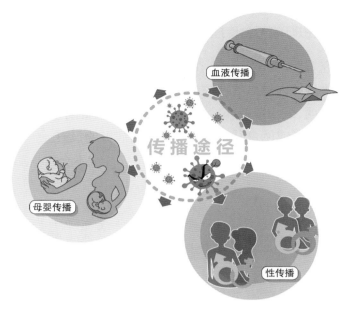

血液传播

传播途径

母婴传播

性传播

艾滋病病毒的传播途径

（三）日常生活和工作接触不会传播艾滋病病毒

艾滋病病毒在外界环境中生存能力较弱,离开人体后常温下存活时间很短。常用消毒剂都可以杀灭艾滋病病毒。因此,日常生活和工作接触不会传播艾滋病病毒。

1. 一般接触不会传播艾滋病病毒

在生活和工作中与艾滋病病毒感染者和艾滋病病人进行一般性的接触,如握手、拥抱、礼节性接吻、共同进餐以及共用劳动工具、办公用具、学习用具等不会感染艾滋病病毒。艾滋病病毒不会经钱币、马桶圈、电话机、餐饮具、卧具、游泳池或公共浴池等公共设施传播。咳嗽和打喷嚏不会传播艾滋病病毒。

2. 蚊虫叮咬不会传播艾滋病病毒

研究表明,艾滋病病毒在蚊子体内不繁殖;蚊子在吸血时不会将已吸进体内的血液再注入被叮咬的人体内;流行病学调查已经充分证明,蚊虫叮咬不会传播艾滋病病毒,目前在世界范围内也没有因蚊子或昆虫叮咬而感染艾滋病病毒的报道。

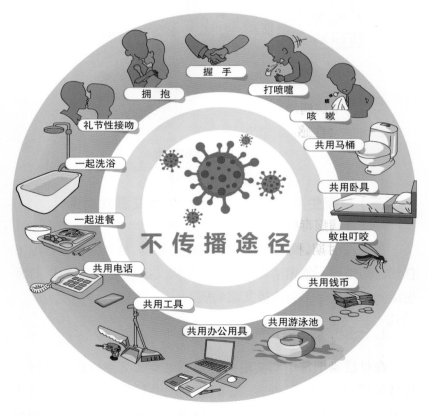

日常生活和工作接触不会传播艾滋病病毒

（四）艾滋病相关概念

1. 艾滋病病毒感染者

感染了艾滋病病毒，在免疫功能还没有受到严重破坏，没有出现明显临床症状，尚未发展到艾滋病阶段的个体，被称为艾滋病病毒感染者（或称艾滋病病毒携带者）。艾滋病病毒感染者看上去与常人无异。

2. 艾滋病病人

感染艾滋病病毒后人体的免疫系统被艾滋病病毒严重破坏，出现各种机会性感染或肿瘤，发展到艾滋病阶段的患者，称为艾滋病病人。

3. 艾滋病的检测窗口期

从艾滋病病毒感染人体到血液中能检测到病毒核酸、抗原或抗体的这段时期，称为检测窗口期。一般情况下，艾滋病病毒抗体检测的窗口期约为 3 周，病毒抗原和抗体联合检测的窗口期约为 2 周，病毒核酸检测的窗口期约为 1 周。不同个体的检测窗口期长短存在差异。

处于检测窗口期的感染者通常是在急性感染期，传染性较强。急性感染期常出现的症状包括发热、头痛、皮疹、腹泻等感冒样症状，一般持续 2~3 周，可自行缓解。这些症状是否出现因人而异。

建议发生感染艾滋病病毒高危行为后适时进行艾滋病筛查检测，如果筛查检测结果为阴性，但怀疑自己处于检测窗口期，可在发生高危行为后 3~4 周再检测一次,确定是否感染。

4. 艾滋病的临床潜伏期

急性感染期后,感染者在很长一段时间内不会出现明显的疾病症状和体征,这段时间被称为艾滋病的临床潜伏期。但处于临床潜伏期的感染者体内仍然有病毒复制,并且可通过性接触、血液接触、分娩、母乳喂养等途径传播给其他人,具有传染性。在未经抗病毒药物治疗的情况下,艾滋病的临床潜伏期为 6~8 年,其中有部分感染者疾病进展迅速,潜伏期可缩短至 2~3 年。

5. 艾滋病期

当艾滋病病毒感染者的 $CD4^+T$ 淋巴细胞数量降低到 200 个/mm^3 以下或出现艾滋病指征性疾病,则进入艾滋病期。艾滋病病人如不进行治疗,一般在 2~3 年内死亡。

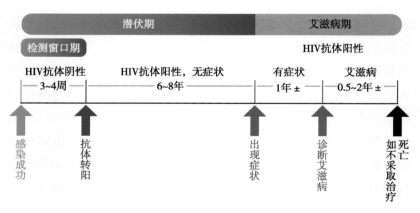

人体感染艾滋病病毒后的自然发展过程

（五）艾滋病的主要临床表现、诊断及治疗原则

1. 主要临床表现

艾滋病病毒感染者在急性感染期表现为发热、咽痛、恶心、呕吐、腹泻、皮疹、关节痛等症状，症状一般持续 2~3 周，不经治疗症状也可消失。经过 6~8 年不等的、可出现无痛性淋巴结肿大等没有特异性症状的潜伏期之后进入艾滋病期，成为艾滋病病人。

艾滋病病人可出现带状疱疹和口腔真菌感染等，随着疾病的进展，会出现各种各样的表现，如持续的不明原因发热、不明原因腹泻、体重进行性下降、反复发生肺部感染、消化道症状、皮疹，到晚期甚至出现神志改变、肢体活动障碍、视力下降等各个系统的症状。肺孢子虫病（又称"肺孢子菌肺炎"）、卡波西肉瘤、巨细胞病毒感染以及结核病是最常见的艾滋病指征性疾病，也是最常见的威胁艾滋病病人生命的疾病。

2. 诊断

通过检测血液或体液中是否存在艾滋病病毒抗体或核酸来诊断是否感染艾滋病病毒，常用的检测方法包括抗体筛查试验、抗体确证试验、核酸检测试验。

若血液中的艾滋病病毒抗体在筛查试验中呈阳性，则需要进行抗体确证试验或核酸检测试验等以最终确定是否感染艾滋病病毒。通常根据艾滋病病毒感染者的临床症状、体征和反映机体免疫水平的 $CD4^+$ T 淋巴细胞计数，来诊断是否发展成为艾滋病病人。

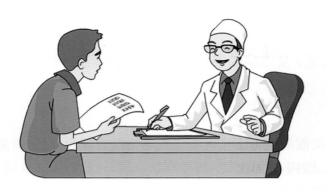

3. 治疗原则

现阶段艾滋病的治疗目标是最大限度地抑制病毒复制并减少病毒变异,重建并维持机体免疫功能。强调综合治疗,包括一般治疗、抗病毒治疗、恢复或改善免疫功能的治疗,以及机会性感染和恶性肿瘤的治疗。

一旦感染艾滋病病毒,病毒复制即开始,全身多器官的损害就会发生,及早治疗能降低上述损害的严重程度。越早治疗,免疫功能恢复到正常水平的可能性越大。而且服药能够抑制病毒复制,帮助维持 CD4$^+$ T 淋巴细胞水平,使身体整体保持较好的状况,提高艾滋病病毒感染者和艾滋病病人生活质量、延长生命,并减少艾滋病病毒传播。

但是,对于艾滋病病毒感染者和艾滋病病人而言,接受抗病毒治疗是巨大的挑战:一是必须终身服药,定期检测,确保治疗效果;二是必须严格遵守治疗方案,否则治疗效果差,还可能导致病毒产生耐药性;三是部分药物的副作用会难以耐受,需要更换新的治疗药物,不得不承受更加沉重的经济负担。

（六）艾滋病与结核病、丙型肝炎和性病的关系

感染艾滋病病毒后，一方面，艾滋病病毒感染者和艾滋病病人因免疫力低下，会增加感染结核病的风险，另一方面，原已稳定的陈旧性结核病灶可能重新活跃。结核分枝杆菌和艾滋病病毒的双重感染可加速艾滋病病毒感染者和艾滋病病人的病情恶化及死亡。与艾滋病不同的是，若患者按照医生的要求坚持正规服药，结核病是可以治愈的。但是艾滋病病毒感染者和艾滋病病人合并结核感染，抗结核治疗效果较差，副作用较多。因此，对于艾滋病病毒感染者和艾滋病病人而言，积极防治结核病至关重要。

丙型肝炎和艾滋病的传播途径相似。静脉注射吸毒者中丙型肝炎病毒的感染率较高。丙型肝炎引起的肝损害增加了艾滋病抗病毒治疗的难度和复杂性，严重威胁艾滋病病毒感染者和艾滋病病人的健康。预防艾滋病的有关宣传教育、综合干预等措施也可以有效预防丙型肝炎。对艾滋病病毒感染者和艾滋病病人及其配偶或性伴侣，以及易感染艾滋病病毒危险行为人群实施"应检尽检"策略，根据知情自愿原则，及时开展丙型肝炎检测，早发现、早治疗。丙型肝炎可以治愈，经过规范抗病毒治疗，治愈率可达95%以上。艾滋病病毒感染者和艾滋病病人及早治愈丙型肝炎，对促进身体健康非常重要。

性病是指以性接触作为主要传播途径的一组传染病，常见性病有梅毒、淋病、生殖道沙眼衣原体感染、尖锐湿疣和生殖器疱疹等。性病患者或患有生殖器脓疱、溃疡、炎症的人，更容易通过性接触感染和传播艾滋病病毒。积极治疗性病可以有效降低艾滋病经性途径的传播。同时，积极预防控制艾滋病的性传播也可以减少性病的发生。因此，预防性病和预防艾滋病要紧密结合。

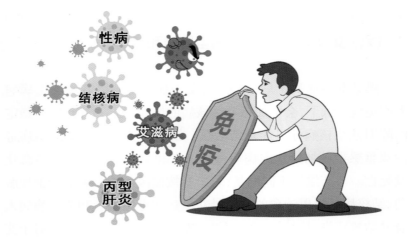

（七）个人预防艾滋病的措施

1. 预防经性传播

（1）保持一对一忠诚的性关系

树立文明健康生活理念和方式，遵守性道德，固定性伴侣，保持一对一忠诚的性关系，拒绝黄赌毒。

（2）正确使用安全套

安全性行为是预防艾滋病经性途径传播的有效措施。安全套除避孕外，还能有效预防性病、艾滋病。发生性行为时要正确规范佩戴安全套，坚持全程使用安全套。

（3）婚前孕前要检测

婚前男女双方要接受包括艾滋病检测在内的婚前检查。如果一方检查发现感染艾滋病病毒，应及时告知对方，并采取预防措施。孕前夫妻双方要进行艾滋病检测。

（4）积极治疗性病

患有性病或其他生殖器损伤、溃疡类疾病应尽早到指定医疗机构或正规医院进行规范的检查和治疗,彻底治愈,以减少感染艾滋病病毒的风险。

(5)暴露前和暴露后预防服药

暴露前和暴露后预防服药可以达到预防艾滋病病毒感染的目的。

暴露前预防服药是指在发生易感染艾滋病病毒危险行为前遵从医嘱服用特定的抗病毒药物,以预防艾滋病病毒感染。

暴露后预防服药是一种避免艾滋病病毒感染的紧急预防方法。发生易感染艾滋病病毒危险行为后 72 小时内,越早越好,在医生的指导下服用特定的抗病毒药物,需连续服用 28 天,达到防止感染艾滋病病毒的目的。

2. 预防经血液传播

(1)避免使用未经严格消毒的医疗器械

在接受文眉、打耳洞、拔牙等服务时,相关器械会与体液接触,如消毒不严格,可能传播艾滋病病毒。如个人确实需要文眉、打耳洞、拔牙等服务,一定要到正规机构进行,使用一次性或严格消毒的工具和器械。

(2)远离毒品

要教育青少年识别和拒绝带有伪装的新型毒品,抵制毒品;对于不幸染上毒瘾的人,要帮助他们戒除毒瘾;暂时无法戒除毒瘾的人,可采用美沙酮替代疗法(又称维持治疗)和清洁针具交换等方法,避免共用注射器吸毒的行为,阻断艾滋病病毒的传播。

3. 预防母婴传播

感染艾滋病病毒的妇女经母婴阻断干预也可生育健康的子

女。妇女需要在孕早期尽早接受艾滋病检测,如果发现感染艾滋病病毒,在专业机构医生指导下通过孕期规范的抗病毒治疗、安全助产,并在婴儿出生后及时规范治疗和进行人工喂养,可有效预防艾滋病病毒母婴传播。

4. 尽早主动检测

发生易感染艾滋病病毒的危险行为后,在检测窗口期后应主动到医院或疾病预防控制中心进行艾滋病咨询检测,也可通过药店和自动售卖设施购买自检试剂,进行自我检测,发现阳性结果后务必及时到医疗机构或疾病预防控制中心进行复检,确定感染情况。早发现、早诊断,才能尽早开展抗病毒治疗。

5. 尽早进行抗病毒治疗

艾滋病病毒感染者早期开展抗病毒治疗,可以使艾滋病病毒复制得到有效抑制,延缓病程进展,使感染者晚发病或不发病。若经过治疗达到病毒载量检测不到的水平,则不会传播艾滋病病毒。若未及早发现和进行规范治疗,发展到艾滋病期,绝大多数感染者都会发病,发病后病情发展迅速,导致各种感染和肿瘤,病死率很高。

二、艾滋病流行现状与影响

（一）国际艾滋病的流行现状

自 1981 年美国发现世界上首例艾滋病病例以来，艾滋病在全球一直以惊人的速度蔓延。联合国艾滋病规划署提供的资料表明，截至 2022 年年底，估计全球存活的艾滋病病毒感染者和艾滋病病人有 3 900 万人，其中 2 980 万人正在接受抗病毒治疗，比 2010 年增加了近 4 倍。仅 2022 年一年，全球估计新发艾滋病病毒感染病例 130 万例，63 万人死于艾滋病相关疾病，平均每天约有 3 600 人感染艾滋病病毒，1 730 人死于艾滋病相关疾病，艾滋病每分钟夺走 1 条生命。全球 90% 的艾滋病病毒感染者和艾滋病病人生活在发展中国家，主要集中在撒哈拉以南的非洲地区。近年来，亚洲已成为疫情发展最快的地区。

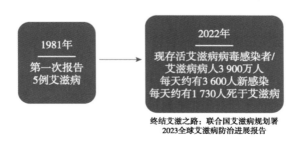

终结艾滋之路：联合国艾滋病规划署
2023全球艾滋病防治进展报告

全球艾滋病流行情况

（二）我国艾滋病的流行现状及特点

1. 我国艾滋病的流行现状

我国于 1985 年首次报告艾滋病病例,此后报告感染人数逐年上升,2020 年报告数有所下降。截至 2022 年年底,全国报告现存活艾滋病病毒感染者和艾滋病病人 122.3 万人,其中艾滋病病人 53.4 万人;累计报告死亡 41.8 万人。

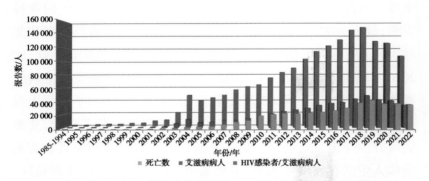

全国按年度报告艾滋病病毒感染者和艾滋病病人数、死亡数
（1985—2022 年）

2. 我国艾滋病的流行特点

目前我国艾滋病流行主要有以下特点:

一是艾滋病疫情整体呈上升趋势,近两年报告艾滋病病毒感染者和艾滋病病人数有所下降。2014 年以来,每年报告艾滋病病毒感染者和艾滋病病人数大于 10 万人,2020 年、2021 年、2022年报告的艾滋病病毒感染者和艾滋病病人数分别为 13.1 万人、12.9 万人和 10.8 万人。截至 2020 年 5 月底,累计报告存活艾滋

病病毒感染者和艾滋病病人数超百万,基数大,需提供持续的治疗关怀服务。

二是传播途径以经性途径为主,异性性传播占比较高,同性性传播不容忽视。1985—2006 年报告病例以注射毒品传播为主要传播途径,2007 年之后传播途径以性传播为主。近年来,经血液传播基本阻断,2020—2022 年无报告经血液传播病例,经注射毒品传播占比下降明显,每年报告病例中经注射毒品传播所占比例从 2011 年的 14.2% 下降至 2022 年的 0.4%。2022 年异性性传播所占比例为 72.0%,同性性传播所占比例为 25.6%。

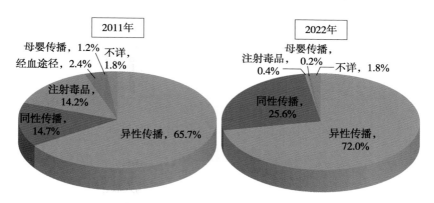

2011 年和 2022 年报告病例传播途径构成变化

三是局部地区和特定人群疫情较为严重。截至 2022 年年底,全国现存活艾滋病病毒感染者和艾滋病病人数占当地全人口比例超过 1% 的县有 10 个。现存活艾滋病病毒感染者和艾滋病病人数达 10 000 人以上的省份有 24 个,其中四川、云南、广西、广东、河南、新疆、重庆、贵州和湖南 9 省(自治区、直辖市)报告存活艾滋病病毒感染者和艾滋病病人数占全国的 68.5%。男性同性性行为人群平均感染率为 8.1%。老年人群、青年学生人群艾滋病病毒感染者和艾滋病病人数不断增加,2011—2022 年我国新报告 60 岁及以上老年艾滋病病毒感染者和艾滋病病人占当年新报告病例的比例从 12.3% 上升到 25.1%,新报告青年学生艾滋病病毒感染者和艾滋病病人数占当年新报告病例的比例从 1.4% 上升到 2.6%。

四是近年来病死率持续下降,但死亡人数仍维持在较高水平。随着扩大检测和扩大抗病毒治疗等综合防治措施的落实,报告艾滋病病毒感染者和艾滋病病人病死率从 2016 年的 3.9% 下降至 2022 年的 2.4%。但是,近 5 年每年报告艾滋病病毒感染者和艾滋病病人全死因死亡人数仍超过 3 万人,2022 年报告死亡 30 337 人。

(三) 艾滋病流行对社会和经济发展的影响

提起疾病,人们往往首先想到的是健康问题,艾滋病的流行带来的不仅仅是健康问题,如果防控不好,还会带来影响社会稳定和经济发展等一系列问题。因此,我们要对艾滋病防治给予高度重视。

艾滋病是一个严重的全球性公共卫生问题。1981 年全球第一次报告 5 例艾滋病病例,至今已感染近亿人,覆盖全球几乎所有国家和地区,消耗巨大的公共卫生资源,一些疫情严重的国家和地区人口预期寿命受到严重影响。

艾滋病是一个严重的社会问题。艾滋病传播与卖淫嫖娼、聚众淫乱、吸毒贩毒等社会问题密切相关。感染艾滋病的青壮年死亡,遗留艾滋病致孤困儿童和老人,加重了社会负担。"扎针""恶意传播"等事件已成为影响社会稳定的因素。

艾滋病是一个经济问题。在我国个别地区,因吸毒、不安全性行为感染艾滋病的大多数是青壮年,不但影响创造财富,还会增加医疗支出,是家庭和个人生活水平的重要影响因素之一,成为乡村振兴路上的"拦路虎"。

艾滋病是一个政治问题。艾滋病的防治关系健康中国建设目标实现,关系我国政府向国际社会做出的消除艾滋病的庄严承诺。防治工作直接体现领导干部的社会治理能力,若处理不好直接影响到党和政府的形象。

艾滋病是一个国际问题。传染病不分国界,每个国家都不能独善其身。联合国专门成立艾滋病规划署,指导全球艾滋病防治工作。实现联合国可持续发展议程提出的"2030年终结艾滋病对公共卫生威胁"的目标,需要各国共同应对艾滋病挑战,构建人类健康共同体。

三、艾滋病防治政策与策略

（一）国际艾滋病防治工作的目标和策略

自 1981 年首例艾滋病病例报告以来，为应对艾滋病的流行和蔓延，国际社会采取了多项行动。

1985 年建立世界艾滋病大会制度；1988 年设置每年 12 月 1 日为"世界艾滋病日"；1996 年在日内瓦正式成立了联合国艾滋病规划署，加强联合国各机构在防治艾滋病方面的协调与合作，向发展中国家提供技术支持，更好地应对全球范围内的艾滋病流行；2000 年，联合国千年首脑会议通过了包括控制艾滋病在内的千年发展目标；2001 年联合国大会第 26 届特别会议通过了第一个《关于艾滋病问题的政治宣言》；2002 年成立国际性筹资平台——全球抗击艾滋病、结核病和疟疾基金。

2010 年，联合国艾滋病规划署制定了全球艾滋病防治策略（2011—2015 年），提出了"零新发感染、零艾滋病死亡、零歧视"三个愿景；2014 年，联合国艾滋病规划署提出了"2030 年终结艾滋病对公共卫生威胁（Ending AIDS by 2030）"的全球目标，同时提出"快速通道策略（Fast Track Strategy）"，包括 2020 年将艾滋病病毒的新感染人数降低 75%（以 2010 年为基线）以及艾滋病病毒检测和治疗的"三个 90%"防治目标，即 90% 的感染者通过检测知道自己的感染状况，90% 已经诊断的感染者接受抗病毒治疗，90% 接受抗病毒治疗的感染者病毒得到抑制；2016 年，联合国大会举行艾滋病问题高级别会议,将"2030年终结艾滋病对公共卫生威胁"明确写入新的《政治宣言》。

然而全球艾滋病防治进展并不顺利,错失了2020年艾滋病新发感染控制和艾滋病毒检测和治疗的多个阶段性目标。为此,在2021年的联合国大会艾滋病问题高级别会议上,各个成员国再次重申"2030年终结艾滋病对公共卫生威胁"的可持续发展目标,同时采纳了联合国艾滋病规划署制定的《2021—2026年全球艾滋病战略》,承诺到2025年,实现综合干预、诊断、治疗与病毒抑制等方面达到95%的目标,切实降低全球艾滋病新增感染人数与死亡人数。

我国是各项宣言的签署国,我国政府认真履行向国际社会作出的庄严承诺,积极参与联合国各项艾滋病防治行动,致力于构建人类健康共同体。

(二)我国艾滋病防治工作的目标和策略

我国艾滋病防治工作的目标:到2022年和2030年,艾滋病全人群感染率分别控制在0.15%以下和0.2%以下。

我国在借鉴国外艾滋病防治经验的同时,结合多年防治工作实践,提出了坚持预防为主、防治结合的方针,建立政府组织领导、部门各负其责、全社会共同参与的机制,加强宣传教育,采取行为干预和关怀救助等措施,实行综合防治,形成了符合中国特点的防治策略。

1. 高度重视

艾滋病防治关系到人民健康、经济发展、社会稳定、国家安全和民族兴衰。党中央、国务院一直高度重视艾滋病防治工作,坚持以人民健康为中心,印发了《"健康中国 2030"规划纲要》,实施健康中国战略,将艾滋病防治工作作为健康中国建设的重要内容和健康中国行动的重要组成部分,强调做好艾滋病防治工作是党和政府义不容辞的责任。

> ✧ 2012 年 11 月 30 日,习近平总书记到北京市丰台区蒲黄榆社区卫生服务中心参加世界艾滋病日活动时指出:防治艾滋病是一个复杂的医学问题,也是一个紧迫的民生问题、社会问题,需要全民参与、全力投入、全面预防。要从个人健康、家庭幸福、社会和谐的角度,看待艾滋病防治工作。按照政府组织领导、部门各负其责、全社会共同参与的"三位一体"工作机制,坚持预防为主、防治结合、综合治理,扎扎实实做好艾滋病防治工作。

2. 制定规划

2006 年国务院颁布实施了《艾滋病防治条例》,将艾滋病防治纳入依法防治的轨道。国务院办公厅先后印发了《中国遏制与防治艾滋病行动计划(2001—2005 年)》《中国遏制与防治艾滋病行动计划(2006—2010 年)》《中国遏制与防治艾滋病"十二五"行动计划》《中国遏制与防治艾滋病"十三五"行动计划》四个五年行动计划,国家卫生健康委联合 9 部门印发了《遏制艾滋病传播实施方案(2019—2022 年)》,明确了不同时期艾滋病防治工作的目标指标、防治策略、行动措施、保障措施。

3. 建立机制

为了进一步加大政府对艾滋病防治工作的领导,2004 年,国务院在原性病艾滋病防治工作协调会议制度的基础上,成立了国务院防治艾滋病工作委员会。根据机构设置、人员变动情况和工作需要,2008 年、2018 年和 2023 年国务院分别对国务院防治艾滋病工作委员会组成人员作了调整。目前,所有省份及绝大多数地市与县区都成立了艾滋病防治议事协调机构。

◇ 国务院防治艾滋病工作委员会职责:研究制定艾滋病防治工作的重大方针、政策和规划;协调解决全国艾滋病防治工作中的重大问题;组织有关部门和单位并动员社会各方面力量积极参与艾滋病防治工作。

◇ 人员组成:中共中央政治局委员、国务院副总理任主任,国家卫生健康委主任、国务院副秘书长和国家卫生健康委副主任、国家疾控局局长任副主任,34 个有关部门和 11 个省(自治区、直辖市)人民政府的分管领导为委员。

4. 出台政策

国务院先后出台了《艾滋病防治条例》、《国务院关于切实加强艾滋病防治工作的通知》(国发〔2004〕7 号)、《国务院关于进一步加强艾滋病防治工作的通知》(国发〔2010〕48 号)等法律法规和政策文件,实施了包括“四免一关怀”“五扩大、六加强”在内的一系列防治措施。2019 年 7 月健康中国行动推进委员会印发的《健康中国行动(2019—2030 年)》将艾滋病防治作为重要内容。2022 年 5 月,国务院办公厅印发的《“十四五”国民健康规划》提出艾滋病防治要求。

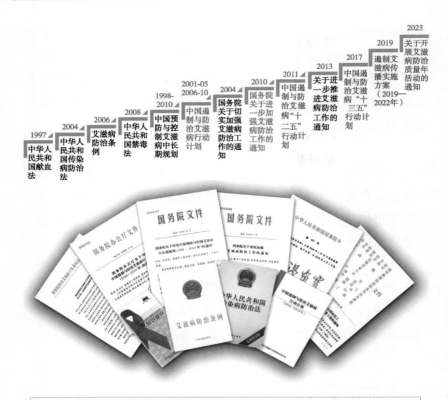

"四免一关怀"

◇ 向农村艾滋病病人和城镇经济困难的艾滋病病人免费提供抗艾滋病病毒治疗药品。

◇ 对农村和城镇经济困难的艾滋病病毒感染者、艾滋病病人适当减免抗机会性感染治疗药品的费用。

◇ 向接受艾滋病咨询、检测的人员免费提供咨询和初筛检测。

◇ 向感染艾滋病病毒的孕产妇免费提供预防艾滋病母婴传播的治疗和咨询。

◇ 生活困难的艾滋病病人遗留的孤儿和感染艾滋病病毒的未成年人接受义务教育的,应当免收杂费、书本费;接受学前教育和高中阶段教育的,应当减免学费等相关费用。

◇ 对生活困难并符合社会救助条件的艾滋病病毒感染者、艾滋病病人及其家属给予生活救助。创造条件,扶持有劳动能力的艾滋病病毒感染者和艾滋病病人,从事力所能及的生产和工作。

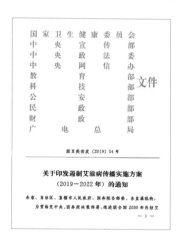

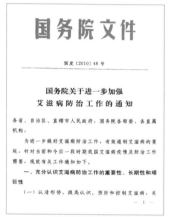

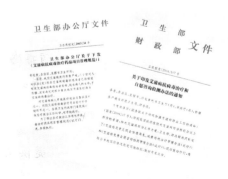

"五扩大、六加强"

◇ 扩大宣传教育覆盖面，营造良好社会氛围

➤ 各级领导干部要带头学习和掌握艾滋病防治政策，正确认识艾滋病；要将防治政策纳入党校、行政学院等机构的培训内容。

➤ 加强对农村、边远贫困地区、疫情严重地区和有易感染艾滋病病毒危险行为人群、流动人群的艾滋病防治知识宣传。

➤ 根据不同地区、不同人群特点及民族习惯，编印通俗易懂的多种民族语言宣传材料。

➤ 建立预防艾滋病宣传教育工作机制，切实落实初中及以上学生学习艾滋病防治知识的规定。

➤ 制定刊播艾滋病防治知识和公益广告的指令性指标，加强经常性、针对性宣传。

◇ 扩大监测检测覆盖面，最大限度发现艾滋病病毒感染者

➤ 加强监测检测网络建设，依托现有医疗卫生资源，配备必要的设备和人员，扩大检测服务范围，推广使用快速、简便的检测方法，提高检测可及性。

➤ 各级各类医疗卫生机构主动开展艾滋病病毒、梅毒检测咨询，疫情严重地区要将检测咨询纳入婚前自愿医学检查内容。

◇ 扩大预防母婴传播覆盖面，有效减少新生儿感染

➤ 将预防艾滋病母婴传播、预防先天梅毒工作扩展到全国。

> 各级各类提供孕产期保健及助产技术服务的医疗卫生机构要结合孕产期保健服务,为孕产妇提供艾滋病病毒、梅毒检测,对感染艾滋病病毒、梅毒的孕产妇及其所生婴幼儿免费提供治疗、预防性用药、随访等系列干预措施。

◇ 扩大综合干预覆盖面,减少艾滋病病毒传播概率

> 重点加强对有易感染艾滋病病毒危险行为人群综合干预工作,在公共场所开展艾滋病防治知识宣传,摆放安全套或安全套销售装置。

> 加强对艾滋病病毒感染者和艾滋病病人的随访和管理,督促其将感染或发病事实及时告知与其有性关系者。

> 规范性病医疗服务行为,加强对性病病人的治疗和综合干预。

> 建立强制隔离戒毒、社区戒毒、社区康复和药物维持治疗相互衔接的治疗机制以及异地服药的保障机制,使吸毒人员最大限度纳入药物维持治疗机构进行治疗。在药物维持治疗难以覆盖的地方,继续开展清洁针具交换工作。

◇ 扩大抗病毒治疗覆盖面,提高治疗水平和可及性

> 完善家庭治疗和社区治疗服务网络,加强对艾滋病病毒感染者和艾滋病病人的定期检测,建立病人异地治疗保障机制,为病人提供及时、规范的治疗服务。

> 充分发挥中医药的作用,扩大中医药治疗艾滋病的规模。

> 加强对医务人员特别是基层医疗卫生机构人员的培训。

◇ **加强血液管理、医疗保障、关怀救助、权益保护、组织领导和防治队伍建设**

➢ 加强血液管理,保障临床用血安全。

➢ 加强医疗保障,减轻艾滋病病毒感染者和病人医疗负担。

➢ 加强关怀救助,提高艾滋病病毒感染者和病人生活质量。

➢ 加强权益保护,促进社会和谐。

➢ 加强组织领导,落实工作职责。

➢ 加强防治队伍建设,提高工作积极性。

《健康中国行动(2019—2030年)》艾滋病防治要求

◇ **个人**:提高自我防范意识。主动了解艾滋病、乙肝、丙肝的危害、防治知识和相关政策,抵制卖淫嫖娼、聚众淫乱、吸食毒品等违法犯罪行为,避免和减少易感染艾滋病、乙肝、丙肝的危险行为,不共用针头和针具、剃须刀和牙刷,忠诚于性伴侣,提倡负责任和安全的性行为,鼓励使用安全套。积极参与防治宣传活动,发生易感染危险行为后主动检测,不歧视感染者和患者。

◇ **社会和政府**:动员社会各界参与艾滋病防治工作,支持社会团体、企业、基金会、有关组织和志愿者开展艾滋病防治宣传、感染者扶贫救助等公益活动,鼓励和支持对易感艾滋病危险行为人群开展动员检测和综合干预、感染者关怀救助等工作。落实血站血液艾滋病病毒、乙肝病毒、丙肝病毒核酸检测全覆盖,落实预防艾滋病、梅毒和乙肝母婴传播措施全覆盖,落实感染者救治救助政策。综合提高预防艾滋病宣传教育的针对性,提高综合干预的实效性,提高检测咨询的可及性和随访服务的规范性。

《"十四五"国民健康规划》提出

继续将艾滋病疫情控制在低流行水平,突出重点地区、重点人群和重点环节,有效落实宣传教育、综合干预、检测咨询、治疗随访、综合治理等防治措施。

5. 加大投入

为保障艾滋病防治工作开展,确保防治规划有效落实,我国不断加大防治经费投入,"十三五"期间,各级财政部门累计投入艾滋病防治经费近390亿元,中央转移支付经费累计投入近290亿元。

6. 落实措施

近年来,各地区各部门认真贯彻党中央、国务院决策部署,积极开展艾滋病防治工作,提倡负责任和安全的性行为,鼓励使用安全套,突出重点地区、重点人群和重点环节,有效落实宣传教育、综合干预、检测咨询、治疗随访、综合治理等防治措施。

我国艾滋病防治工作取得显著成效:输血传播基本阻断,母婴传播和注射吸毒传播得到有效控制,群众防艾意识不断提高,

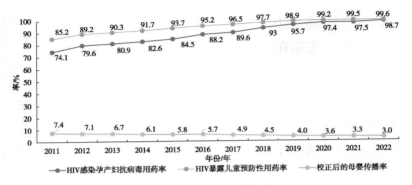

艾滋病母婴传播率持续降低

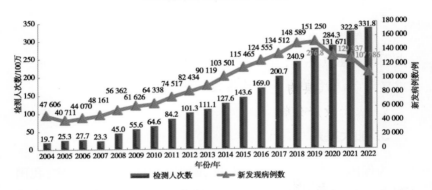

检测人次数逐年增长，新发现感染者数趋于平稳

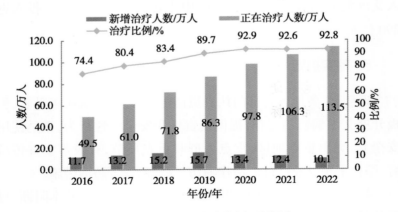

抗病毒治疗人数和治疗比例不断提高

艾滋病诊疗服务能力进一步提升,重点地区防治成效明显,全国总体疫情持续控制在低流行水平。

云南省主要做法和经验

自 2005 年起,云南省委省政府先后组织实施了五轮防艾人民战争。在全国率先实现了《中国遏制与防治艾滋病"十三五"行动计划》提出的"三个 90%"目标,母婴传播率达到 2% 以下的消除标准。

◇ **强化政府主导、部门负责、全社会共同参与的防艾工作机制**

省、州市、县均成立了防治艾滋病工作委员会(简称"防艾委"),由政府分管领导担任主任,各部门副职领导担任成员,各部门在防艾委统一协调调度下,履职尽责,积极配合,形成齐抓共管的工作局面。

◇ **强化全省防治网络建设**

防治"关口前移、重心下沉",省-州-县-乡-村五级艾滋病防治网络覆盖全省。全省所有乡镇均有快速检测点覆盖,所有县域范围内均可获得免费抗病毒治疗服务,所有县级及以上妇幼保健机构和医院妇产科均可开展艾滋病母婴阻断服务。

◇ **不断创新防治策略措施**

制定防治目标实施方案,对标对表,挂图作战,分步实现。不断提高检测发现率,优化抗病毒治疗"一站式"服务流程,探索监管场所艾滋病防治机制,支持社会组织参与,建设防艾综合社区,开展边境地区外籍人员艾滋病防控工作。

四川省凉山州主要做法和经验

2017年，凉山州启动艾滋病防治和健康扶贫攻坚第一阶段行动，2021年启动攻坚第二阶段行动。

◇ 强化攻坚保障

压实主体责任，凉山州实施"一把手"工程，州、县、乡、村"四级书记抓艾防"；不断加大经费投入，凉山州人均艾防经费增加2.5倍；切实提升防治能力，争取外部专家支援，推行医护人员"县管乡用""乡聘村用"，每村配备合格村医，重点地区配备村艾防员、母婴员；强力实施双向激励，坚持正向激励与反向惩戒结合。

◇ 创新防治模式

建立疾控、医疗、妇幼三条专业防治工作线和乡镇一个工作网底的"三线一网底"防治体系和"1+M+N"工作模式；探索乡村"一对一"精准管理模式，完善重点服务对象基础信息，实行台账管理。

◇ 健全机制队伍

坚持攻坚工作和机制构建同步推进，加强防治队伍建设，完善防治模式，推进建立长效工作机制；开展能力培训，实现每个乡镇有2~3名技术"明白人"，每个村有1~2名防治"熟练工"。

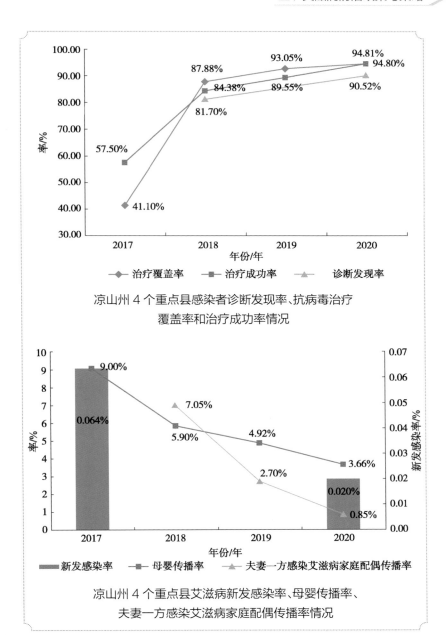

凉山州4个重点县感染者诊断发现率、抗病毒治疗
覆盖率和治疗成功率情况

凉山州4个重点县艾滋病新发感染率、母婴传播率、
夫妻一方感染艾滋病家庭配偶传播率情况

（三）我国现行艾滋病防治工作主要政策措施

当前,我国艾滋病防治工作难点问题突出,防治任务愈发艰巨。性传播是最主要的传播途径,艾滋病传播影响因素广泛复杂,要压实"四方责任",创新工作机制,突出重点地区、重点人群和重点环节,注重疾病防控与社会治理双策并举,推进多病共防,继续毫不松懈做好艾滋病防治工作。

1. 组织领导

（1）在"党政主导、部门协作、动员社会、全民参与"的疾病综合防控机制指导下,进一步强化政府组织领导、部门各负其责、全社会共同参与的艾滋病防治工作机制,强化政府、部门、社会和个人的"四方责任",在党政领导下,多部门加强协同,将艾滋病防治工作融入相关部门工作中,明确各部门艾滋病防治工作职责任务,定期召开工作会议,研究解决防治工作具体问题,统筹资源、提升工作效率。

（2）艾滋病防治重点地区落实艾滋病防治"一把手"负责制,落实目标管理考核责任制。

（3）加大经费保障力度,完善服务网络建设,加强专业队伍建设,确保各项防治措施落实。

（4）动员机关、企事业单位、学校和社区创建健康园区。密切关注相关不稳定因素,有效预防和化解社会风险。

2. 宣传教育

（1）建立宣传教育机制,结合主题日和重要节日开展经常性宣传教育活动,持续强化社会主义核心价值观宣传,引导树立"每个人是自己健康的第一责任人"理念,为自身健康负责,自觉远离危险性行为,形成人人参与、人人尽力、人人享有的良好防控氛围。

(2)加强重点场所和重点人群警示性宣传教育,丰富常态化宣传教育,促进艾滋病防治知识进社区、进企业、进医院、进校园、进家庭。

(3)推进青少年性健康教育和预防艾滋病教育,帮助青少年建立积极的价值观。

3. 综合干预

(1)大力推广使用安全套,在流动人口集中区域增设安全套销售点或自动发售装置,实现宾馆等公共场所安全套摆放全覆盖。

(2)对有易感染艾滋病病毒危险行为人群开展健康教育、安全套推广、动员检测、艾滋病性病诊疗和戒毒药物维持治疗转介等综合干预工作。

(3)充分发挥"互联网+"作用,开展线上和线下相结合的综合干预。将戒毒药物维持治疗作为依法处置和管理吸毒人员重要措施,纳入禁毒工作监测和艾滋病防治工作考评内容。

(4)进一步强化老年人艾滋病防治,结合老年友好型社区建设,推进老年健康素养促进和老年心理关爱,加强情感关怀和心理慰藉,鼓励老年人参加有益身心健康的活动。在老年人群艾滋病疫情严重的地区,研究制定更有针对性的策略措施。

4. 扩大检测

(1)健全检测网络和完善检测策略,扩大检测范围,促进主动检测,动员有易感染艾滋病病毒危险行为者接受检测服务,提高检测效率和早发现比例。

（2）在医疗机构皮肤性病科、肛肠科、泌尿外科等重点科室为就诊者提供艾滋病和性病检测咨询服务。

（3）疫情严重地区将艾滋病、性病检测咨询纳入婚前自愿医学检查和重点公共场所服务人员健康体检，妇幼保健机构、社区卫生服务中心和乡镇卫生院要全部具备艾滋病快速检测咨询服务能力。

（4）探索将艾滋病检测纳入基本公共卫生服务老年人健康体检内容，以及社会体检机构的个人健康体检内容。

（5）加强流行病学调查和告知，做好流行病学调查及溯源调查工作。

5. 扩大治疗

（1）按照"应治尽治"原则，动员无禁忌证的感染者尽早实施抗病毒治疗。

（2）完善治疗转介流程，对新报告感染者进行依从性教育，对既往拒绝治疗、中断治疗、失访感染者进行随访，动员其坚持接受规范性治疗。

（3）建立和完善艾滋病病毒感染者和艾滋病病人异地治疗工作机制和保障机制。优化艾滋病检测、咨询、诊断、治疗等工作流程，全面推广检测咨询、诊断治疗"一站式"服务。

（4）按照属地管理原则，明确疾病预防控制机构、医疗机构、基层医疗卫生机构和社会组织的随访职责，加强感染者随访服务分类管理。

（5）加强中医药在艾滋病治疗中的作用。

6. 综合治理

（1）加强对娱乐服务场所监督管理，严厉打击涉黄等违法犯罪活动,依法从重打击处理涉及艾滋病传播危险的违法犯罪行为,依法责令相关经营场所停业整顿乃至吊销证照,对涉嫌故意传播艾滋病的案件要及时依法立案侦查。

(2)对抓获的卖淫嫖娼、聚众淫乱、吸毒贩毒人员进行艾滋病检测,对检测发现的感染者加强重点管理并及时开展抗病毒治疗。

(3)密切监测药物滥用情况,依法查处危害健康的非法催情剂等,加强合成毒品等物质管控。

(4)加强社交媒体、网络平台和社交软件的监管,实施分级分类管理、属地管理和全流程管理,加强不法社交媒体和网络平台清理,维护网络传播秩序。

7. 消除母婴传播

(1)完善孕产妇特别是临产妇检测服务流程,最大限度及早发现感染艾滋病病毒的孕产妇。

(2)加强感染育龄妇女专案管理和孕情监测,为其提供规范的孕产期保健服务和预防母婴传播相关咨询、转介服务。

(3)开展感染孕产妇规范诊治,提供连续服务,帮助感染孕妇及其家人尽早确定分娩医院并及时到医院待产。

(4)规范落实感染孕产妇及所生儿童干预措施,完善感染儿童服务网络,完善随访管理。

8. 学生预防艾滋病教育

(1)教育、卫生健康等部门协同推进学生艾滋病防控工作。将学校落实预防艾滋病教育情况纳入教育和卫生工作检查内容。

(2)普通高等学校、职业院校成立由校领导牵头的艾滋病防控领导小组,疾病预防控制机构为学校开展预防工作提供技术支持和指导。

（3）普通中学、中等职业学校开展性道德、性责任、拒绝不安全性行为、拒绝毒品等教育，加强师资力量建设，引导学生树立正确的性观念。落实每学年初中6课时、高中4课时的预防艾滋病专题教育时间。

（4）普通高等学校、职业院校每学年开设不少于1课时的艾滋病防控专题教育讲座。

（5）普通高等学校充分利用在线课程，鼓励将大学生预防艾滋病教育跨校学分课程等纳入教学内容。

（6）学校充分发挥学生社团、学生志愿者等作用，开展预防艾滋病、禁毒、性与生殖健康等综合知识教育。

9. 重点地区攻坚

（1）持续实施重点地区攻坚行动，重点地区建立健全艾滋病防治工作机制，做到重点省份"一省一策"、重点地市"一地一案"，重点县区"党委政府一把手负责"，对各项工作提出具体目标要求，同时在人、财、物和政策等方面加大支持力度。

（2）结合乡村振兴战略，加大对重点地区、农村地区、艾滋病防治重点工作联系点政策、经费、技术等倾斜支持。

（3）以遏制艾滋病性传播为主攻方向，持续组织开展全国艾滋病综合防治示范区建设。

（4）结合区域发展战略，探索建立省际、省内联防联控机制，加强疫情综合分析和危险因素监测，强化信息互通、区域协同、部门联动，联合开展综合干预、社会治理等重点工作。

10. 动员社会力量参与

（1）支持社会组织更好地发挥桥梁纽带作用。依托当地社会组织孵化基地为参与艾滋病防治的社会组织提供场地、业务培训等服务,支持其完善自身建设,促进符合条件的社会组织登记。

(2)通过社会组织参与艾滋病防治基金和各地政府购买服务的方式,引导、支持社会组织开展工作,为防治工作作出应有贡献。

(3)发挥工会、共青团、妇联、红十字会、工商联等团体在艾滋病防治工作中的作用,组织开展防治工作。

(4)动员和支持企业、基金会等有关组织和志愿者、社会公众人物履行社会责任,积极参与防治相关的公益活动。

11. 积极探索医防协同、医防融合和多病共防

(1)抓住疾控体系改革的契机,创新医防协同,医防融合机制,改善检测和治疗"一站式"服务,促进早发现、早诊断、早治疗。

(2)积极探索、充分应用已经建立的艾滋病防治体系、机制,将结核病、丙型肝炎、性病等传染病进行多病共宣、多病共检、多病共防、多病共管,将综合防控效益最大化。

四、各级干部要牢牢扛起新时代 艾滋病防治责任

艾滋病是严重危害人体健康和生命安全的重大疾病。防治艾滋病事关人民群众健康与社会和谐稳定，是建设健康中国的重要内容。党的十八大以来，以习近平同志为核心的党中央始终心系人民健康，坚持人民至上、生命至上，要求把保障人民健康放在优先发展的战略地位，在事关人民健康的每个重大决策上，给予把关定向，为做好卫生健康工作指明了前进方向，为艾滋病防治工作注入了强大动力。各级干部要在党中央、国务院的坚强领导下，充分发挥党总揽全局、协调各方的领导核心作用，按照政府组织领导、部门各负其责、全社会共同参与的"三位一体"艾滋病防治工作机制，牢牢扛起新时代艾滋病防治责任，切实把党中央、国务院关于艾滋病防治工作各项决策部署落到实处。在奋进新征程、建功新时代中，埋头苦干、勇毅前行，努力为健康中国建设全面推进、为艾滋病防治工作全面发展做出新的更大的贡献，为实现"两个一百年"奋斗目标、实现中华民族伟大复兴的中国梦打下坚实的健康基础。

（一）站位高远，做到贯彻到位

习近平总书记指出，"做好艾滋病防治工作，关系人民生命健康、关系社会和谐稳定，是党和政府义不容辞的责任。各级党

委和政府要坚持以人为本、以民为本,以对人民高度负责的精神,切实把艾滋病防治工作抓紧抓好。"各级干部要把思想认识统一到习近平总书记重要指示精神上来,不断提高政治站位,深化思想认识,真正认识到艾滋病不仅是一个卫生问题,影响群众健康,还是一个政治问题、经济问题和社会问题,影响经济发展和社会和谐稳定,更要认识到艾滋病是一个国际问题、外交问题,关系到我国能否履行对国际社会的承诺和国家形象;要从个人健康、家庭幸福、社会和谐与经济发展等多角度看待艾滋病防治工作,真正悟透党中央、国务院的大政方针,扎实贯彻落实决策部署,做到不打折扣、不做表面文章,确保执行不偏向、不变通、不走样;要进一步牢固树立大健康观念,既要依靠医疗卫生服务的"小处方",又要依靠社会综合治理的"大处方",既要注重专业防治工作,又要注重部门协调和社会动员,将艾滋病防治措施融入所有政策,提供全人群全生命周期防治服务,牢牢扛起新时代艾滋病防治的使命与任务,勇于肩负起新时代艾滋病防治的责任,切实把艾滋病防治工作抓紧抓好,有效减少艾滋病传播。

(二)走在前列,做到履职到位

各级干部要带头学习和掌握艾滋病防治基本知识,深刻理解国家有关艾滋病防治的法规和政策,了解和吃透本地区艾滋病流行情况和本部门艾滋病防治重点、防治措施、防治责任。要强化党总揽全局、协调各方的领导核心作用,落实地方各级党委、政府在防控工作中的主体地位和领导责任,积极推动地方政府、有关部门将艾滋病防控工作纳入重要议事日程和考核内容,落实好年度防治任务和指标,以及防治责任制和责任追究制。要坚持依法防控、依职定责,强化政府、部门、社会、个人"四方责任",全面依法并积极主动履行防治职责,切实将防控措施落实到本地区、本部门的日常工作中去,着力走在防控战线的前列,努力形成防治工作合力,做到守土有责、守土负责、守土尽责,统筹推进各项艾滋病防治工作。

(三)聚焦重点,做到担当到位

当前,我国艾滋病流行形势依然严峻,性传播成为艾滋病主要传播途径,波及范围广泛,影响因素复杂多样,防治工作中新老问题和难点问题并存,防治任务更加艰巨。各级干部要直面艾滋病防治的新特点、新情况、新要求,以问题为导向,以控制艾滋病性传播为主攻方向,坚持新时代卫生与健康工作方针,按照"预防是最经济最有效的健康策略"要求,强化预防为主、防治结合、依法防治、科学防治,突出防治艾滋病的重点地区、重点人群、重点环节,强化防控的针对性、实效性。要注重疾病防控、社会治理双策并举,强化标本兼治,多管齐下,综合治理。要紧抓艾滋病性传播的难题和重点,把守正创新、攻坚克难放在突出位置,结合本地区、本部门实际,积极探索控制艾滋病性传播的策略方法,加强防控关键技术研究,加快科技成果转化,支持利用大数据精准推送防治信息、暴露前后预防、"互联网+"综合干预、分子网络技术等创新技术和措施的推广应用,做到敢字为先、干字当头,勇于担当,善于作为,科学施策,精准防控。

(四)真抓实干,做到措施到位

"一分部署,九分落实。"各级干部要以"咬定青山不放松"的韧劲、"不破楼兰终不还"的拼劲,认真贯彻党中央、国务院有关艾滋病防治的决策部署,沉下心来、扑下身子,完善工作机制、加大防治投入,强化科研攻关、扩大合作交流,建强人才队伍、畅通条件保障,补齐防治工作的短板和弱项。要强化源头防控,依法打击处理涉及艾滋病传播危险的违法犯罪行为,加强不法社交媒体和网络平台清理,深化艾滋病健康教育,不断增强宣传效果和防治意识。要落实综合干预策略,促进感染者配偶和性伴告知,进一步加大夫妻一方感染家庭防治、安全套使用、动员检测和自我检测、抗病毒治疗、随访管理等工作力度,提升预防艾滋病母婴传播综合服务水平,最大限度发现、治疗和管理感染者,做到发现管理传染源、阻断传播途径、保护易感人群三管齐下。要坚持生命至上,加强对感染者的困难救助和人文关怀,消除社会歧视,共同编织爱心之网,筑起防治艾滋病的防火墙,勠力做好本地区、本部门的艾滋病防治工作,切实维护人民群众健康和生命安全。

(五)引导动员,做到支持到位

习近平总书记在 2012 年参加北京市的世界艾滋病日活动时指出:"办好中国的事情,既要靠党和政府,也要靠 13 亿人民。"各级干部要在本地区、本部门自觉落实好政府组织领导、部门各负其责、全社会共同参与的"三位一体"工作机制,有效发挥自身作用,并带领和影响有关部门、社会力量扎实做好艾滋病防治工作。要把艾滋病防治与实施健康中国行动紧密结合起来,动员全民参与、全面预防,引导广大人民群众树立正确健康观,倡导"每个人是自己健康的第一责任人"的理念,促进全社会关注健康、重视健康,形成健康的行为和生活方式,提升全民健康素养,从根本上预防艾滋病、控制艾滋病的传播。要创造有利条件、营造发展环境,动员与支持企业、社会组织、社会各界人士和志愿者等社会力量,广泛参与艾滋病防治工作和活动。要进一步支持社会组织积极发挥作用,有效开展高危人群干预、感染者关怀等工作,激发更多社会组织参与到防治工作中来,推动形成共担防艾责任、共享健康权利、共建健康中国的良好局面。

附　录

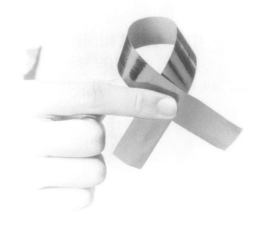

附录1 《艾滋病防治条例》(2019年)

中华人民共和国国务院令
第457号

《艾滋病防治条例》已经2006年1月18日国务院第122次常务会议通过,现予公布,自2006年3月1日起施行。

总理　温家宝

二〇〇六年一月二十九日

中华人民共和国国务院令
第709号

现公布《国务院关于修改部分行政法规的决定》,自公布之日起施行。

总理　李克强

2019年3月2日

艾滋病防治条例

(2006年1月29日中华人民共和国国务院令第457号公布 根据2019年3月2日《国务院关于修改部分行政法规的决定》修订)

第一章　总　则

第一条　为了预防、控制艾滋病的发生与流行,保障人体健康和公共卫生,根据传染病防治法,制定本条例。

第二条　艾滋病防治工作坚持预防为主、防治结合的方针,建立政府组织领导、部门各负其责、全社会共同参与的机制,加强宣传教育,采取行为干预和关怀救助等措施,实行综合防治。

第三条　任何单位和个人不得歧视艾滋病病毒感染者、艾滋病病人及其家属。艾滋病病毒感染者、艾滋病病人及其家属享有的婚姻、就业、就医、入学等合法权益受法律保护。

第四条　县级以上人民政府统一领导艾滋病防治工作,建立健全艾滋病防治工作协调机制和工作责任制,对有关部门承担的艾滋病防治工作进行考核、监督。

县级以上人民政府有关部门按照职责分工负责艾滋病防治及其监督管理工作。

第五条　国务院卫生主管部门会同国务院其他有关部门制定国家艾滋病防治规划;县级以上地方人民政府依照本条例规定和国家艾滋病防治规划,制定并组织实施本行政区域的艾滋病防治行动计划。

第六条　国家鼓励和支持工会、共产主义青年团、妇女联合会、红十字会等团体协助各级人民政府开展艾滋病防治工作。

居民委员会和村民委员会应当协助地方各级人民政府和政府有关部门开展有关艾滋病防治的法律、法规、政策和知识的宣传教育,发展有关艾滋病防治的公益事业,做好艾滋病防治工作。

第七条　各级人民政府和政府有关部门应当采取措施,鼓励和支持有关组织和个人依照本条例规定以及国家艾滋病防治规划和艾滋病防治行动计划的要求,参与艾滋病防治工作,对艾滋病防治工作提供捐赠,对有易感染艾滋病病毒危险行为的人群进行行为干预,对艾滋病病毒感染者、艾滋病病人及其家属提供关怀和救助。

第八条 国家鼓励和支持开展与艾滋病预防、诊断、治疗等有关的科学研究,提高艾滋病防治的科学技术水平;鼓励和支持开展传统医药以及传统医药与现代医药相结合防治艾滋病的临床治疗与研究。

国家鼓励和支持开展艾滋病防治工作的国际合作与交流。

第九条 县级以上人民政府和政府有关部门对在艾滋病防治工作中做出显著成绩和贡献的单位和个人,给予表彰和奖励。

对因参与艾滋病防治工作或者因执行公务感染艾滋病病毒,以及因此致病、丧失劳动能力或者死亡的人员,按照有关规定给予补助、抚恤。

第二章 宣传教育

第十条 地方各级人民政府和政府有关部门应当组织开展艾滋病防治以及关怀和不歧视艾滋病病毒感染者、艾滋病病人及其家属的宣传教育,提倡健康文明的生活方式,营造良好的艾滋病防治的社会环境。

第十一条 地方各级人民政府和政府有关部门应当在车站、码头、机场、公园等公共场所以及旅客列车和从事旅客运输的船舶等公共交通工具显著位置,设置固定的艾滋病防治广告牌或者张贴艾滋病防治公益广告,组织发放艾滋病防治宣传材料。

第十二条 县级以上人民政府卫生主管部门应当加强艾滋病防治的宣传教育工作,对有关部门、组织和个人开展艾滋病防治的宣传教育工作提供技术支持。

医疗卫生机构应当组织工作人员学习有关艾滋病防治的法律、法规、政策和知识;医务人员在开展艾滋病、性病等相关疾病咨询、诊断和治疗过程中,应当对就诊者进行艾滋病防治的宣传教育。

第十三条　县级以上人民政府教育主管部门应当指导、督促高等院校、中等职业学校和普通中学将艾滋病防治知识纳入有关课程,开展有关课外教育活动。

高等院校、中等职业学校和普通中学应当组织学生学习艾滋病防治知识。

第十四条　县级以上人民政府卫生主管部门应当利用计划生育宣传和技术服务网络,组织开展艾滋病防治的宣传教育。

计划生育技术服务机构向育龄人群提供计划生育技术服务和生殖健康服务时,应当开展艾滋病防治的宣传教育。

第十五条　县级以上人民政府有关部门和从事劳务中介服务的机构,应当对进城务工人员加强艾滋病防治的宣传教育。

第十六条　出入境检验检疫机构应当在出入境口岸加强艾滋病防治的宣传教育工作,对出入境人员有针对性地提供艾滋病防治咨询和指导。

第十七条　国家鼓励和支持妇女联合会、红十字会开展艾滋病防治的宣传教育,将艾滋病防治的宣传教育纳入妇女儿童工作内容,提高妇女预防艾滋病的意识和能力,组织红十字会会员和红十字会志愿者开展艾滋病防治的宣传教育。

第十八条　地方各级人民政府和政府有关部门应当采取措施,鼓励和支持有关组织和个人对有易感染艾滋病病毒危险行为的人群开展艾滋病防治的咨询、指导和宣传教育。

第十九条　广播、电视、报刊、互联网等新闻媒体应当开展艾滋病防治的公益宣传。

第二十条　机关、团体、企业事业单位、个体经济组织应当组织本单位从业人员学习有关艾滋病防治的法律、法规、政策和知识,支持本单位从业人员参与艾滋病防治的宣传教育活动。

第二十一条　县级以上地方人民政府应当在医疗卫生机构开通艾滋病防治咨询服务电话,向公众提供艾滋病防治咨询服务和指导。

第三章　预防与控制

第二十二条　国家建立健全艾滋病监测网络。

国务院卫生主管部门制定国家艾滋病监测规划和方案。省、自治区、直辖市人民政府卫生主管部门根据国家艾滋病监测规划和方案,制定本行政区域的艾滋病监测计划和工作方案,组织开展艾滋病监测和专题调查,掌握艾滋病疫情变化情况和流行趋势。

疾病预防控制机构负责对艾滋病发生、流行以及影响其发生、流行的因素开展监测活动。

出入境检验检疫机构负责对出入境人员进行艾滋病监测,并将监测结果及时向卫生主管部门报告。

第二十三条　国家实行艾滋病自愿咨询和自愿检测制度。

县级以上地方人民政府卫生主管部门指定的医疗卫生机构,应当按照国务院卫生主管部门会同国务院其他有关部门制定的艾滋病自愿咨询和检测办法,为自愿接受艾滋病咨询、检测的人员免费提供咨询和初筛检测。

第二十四条　国务院卫生主管部门会同国务院其他有关部门根据预防、控制艾滋病的需要,可以规定应当进行艾滋病检测的情形。

第二十五条　省级以上人民政府卫生主管部门根据医疗卫生机构布局和艾滋病流行情况,按照国家有关规定确定承担艾滋病检测工作的实验室。

国家出入境检验检疫机构按照国务院卫生主管部门规定的标准和规范,确定承担出入境人员艾滋病检测工作的实验室。

第二十六条　县级以上地方人民政府和政府有关部门应当依照本条例规定,根据本行政区域艾滋病的流行情况,制定措施,鼓励和支持居民委员会、村民委员会以及其他有关组织和个人推广预防艾滋病的行为干预措施,帮助有易感染艾滋病病毒危险行为的人群改变行为。

有关组织和个人对有易感染艾滋病病毒危险行为的人群实施行为干预措施,应当符合本条例的规定以及国家艾滋病防治规划和艾滋病防治行动计划的要求。

第二十七条　县级以上人民政府应当建立艾滋病防治工作与禁毒工作的协调机制,组织有关部门落实针对吸毒人群的艾滋病防治措施。

省、自治区、直辖市人民政府卫生、公安和药品监督管理部门应当互相配合,根据本行政区域艾滋病流行和吸毒者的情况,积极稳妥地开展对吸毒成瘾者的药物维持治疗工作,并有计划地实施其他干预措施。

第二十八条　县级以上人民政府卫生、市场监督管理、药品监督管理、广播电视等部门应当组织推广使用安全套,建立和完善安全套供应网络。

第二十九条　省、自治区、直辖市人民政府确定的公共场所的经营者应当在公共场所内放置安全套或者设置安全套发售设施。

第三十条　公共场所的服务人员应当依照《公共场所卫生管理条例》的规定,定期进行相关健康检查,取得健康合格证明;经营者应当查验其健康合格证明,不得允许未取得健康合格证明的人员从事服务工作。

第三十一条　公安、司法行政机关对被依法逮捕、拘留和在监狱中执行刑罚以及被依法收容教育、强制戒毒和劳动教养的艾滋病病毒感染者和艾滋病病人,应当采取相应的防治措施,防止艾滋病传播。

对公安、司法行政机关依照前款规定采取的防治措施,县级以上地方人民政府应当给予经费保障,疾病预防控制机构应当予以技术指导和配合。

第三十二条　对卫生技术人员和在执行公务中可能感染艾滋病病毒的人员,县级以上人民政府卫生主管部门和其他有关部门应当组织开展艾滋病防治知识和专业技能的培训,有关单位应当采取有效的卫生防护措施和医疗保健措施。

第三十三条　医疗卫生机构和出入境检验检疫机构应当按照国务院卫生主管部门的规定,遵守标准防护原则,严格执行操作规程和消毒管理制度,防止发生艾滋病医院感染和医源性感染。

第三十四条　疾病预防控制机构应当按照属地管理的原则,对艾滋病病毒感染者和艾滋病病人进行医学随访。

第三十五条　血站、单采血浆站应当对采集的人体血液、血浆进行艾滋病检测;不得向医疗机构和血液制品生产单位供应未经艾滋病检测或者艾滋病检测阳性的人体血液、血浆。

血液制品生产单位应当在原料血浆投料生产前对每一份血浆进行艾滋病检测;未经艾滋病检测或者艾滋病检测阳性的血浆,不得作为原料血浆投料生产。

医疗机构应当对因应急用血而临时采集的血液进行艾滋病检测,对临床用血艾滋病检测结果进行核查;对未经艾滋病检测、核查或者艾滋病检测阳性的血液,不得采集或者使用。

第三十六条　采集或者使用人体组织、器官、细胞、骨髓等的,应当进行艾滋病检测;未经艾滋病检测或者艾滋病检测阳性的,不得采集或者使用。但是,用于艾滋病防治科研、教学的除外。

第三十七条　进口人体血液制品,应当依照药品管理法的规定,经国务院药品监督管理部门批准,取得进口药品注册证书。

禁止进出口用于临床医疗的人体血液、血浆、组织、器官、细胞、骨髓等。但是,出于人道主义、救死扶伤目的,可以进出口临床急需、捐献配型的特殊血型血液、骨髓造血干细胞、外周血造血干细胞、脐带血造血干细胞,由中国红十字会总会办理出入境手续;具体办法由国务院卫生主管部门会同国家出入境检验检疫机构制定。

依照前款规定进出口的特殊血型血液、骨髓造血干细胞、外周血造血干细胞、脐带血造血干细胞,应当依照国境卫生检疫法律、行政法规的有关规定,接受出入境检验检疫机构的检疫。未经检疫或者检疫不合格的,不得进出口。

第三十八条　艾滋病病毒感染者和艾滋病病人应当履行下列义务:

(一) 接受疾病预防控制机构或者出入境检验检疫机构的流行病学调查和指导;

(二) 将感染或者发病的事实及时告知与其有性关系者;

(三) 就医时,将感染或者发病的事实如实告知接诊医生;

(四) 采取必要的防护措施,防止感染他人。

艾滋病病毒感染者和艾滋病病人不得以任何方式故意传播艾滋病。

第三十九条　疾病预防控制机构和出入境检验检疫机构进行艾滋病流行病学调查时,被调查单位和个人应当如实提供有关情况。

未经本人或者其监护人同意,任何单位或者个人不得公开艾滋病病毒感染者、艾滋病病人及其家属的姓名、住址、工作单位、肖像、病史资料以及其他可能推断出其具体身份的信息。

第四十条　县级以上人民政府卫生主管部门和出入境检验检疫机构可以封存有证据证明可能被艾滋病病毒污染的物品,并予以检验或者进行消毒。经检验,属于被艾滋病病毒污染的物品,应当进行卫生处理或者予以销毁;对未被艾滋病病毒污染的物品或者经消毒后可以使用的物品,应当及时解除封存。

第四章　治疗与救助

第四十一条　医疗机构应当为艾滋病病毒感染者和艾滋病病人提供艾滋病防治咨询、诊断和治疗服务。

医疗机构不得因就诊的病人是艾滋病病毒感染者或者艾滋病病人,推诿或者拒绝对其其他疾病进行治疗。

第四十二条　对确诊的艾滋病病毒感染者和艾滋病病人,医疗卫生机构的工作人员应当将其感染或者发病的事实告知本人;本人为无行为能力人或者限制行为能力人的,应当告知其监护人。

第四十三条　医疗卫生机构应当按照国务院卫生主管部门制定的预防艾滋病母婴传播技术指导方案的规定,对孕产妇提供艾滋病防治咨询和检测,对感染艾滋病病毒的孕产妇及其婴儿,提供预防艾滋病母婴传播的咨询、产前指导、阻断、治疗、产后访视、婴儿随访和检测等服务。

第四十四条　县级以上人民政府应当采取下列艾滋病防治关怀、救助措施：

（一）向农村艾滋病病人和城镇经济困难的艾滋病病人免费提供抗艾滋病病毒治疗药品；

（二）对农村和城镇经济困难的艾滋病病毒感染者、艾滋病病人适当减免抗机会性感染治疗药品的费用；

（三）向接受艾滋病咨询、检测的人员免费提供咨询和初筛检测；

（四）向感染艾滋病病毒的孕产妇免费提供预防艾滋病母婴传播的治疗和咨询。

第四十五条　生活困难的艾滋病病人遗留的孤儿和感染艾滋病病毒的未成年人接受义务教育的，应当免收杂费、书本费；接受学前教育和高中阶段教育的，应当减免学费等相关费用。

第四十六条　县级以上地方人民政府应当对生活困难并符合社会救助条件的艾滋病病毒感染者、艾滋病病人及其家属给予生活救助。

第四十七条　县级以上地方人民政府有关部门应当创造条件，扶持有劳动能力的艾滋病病毒感染者和艾滋病病人，从事力所能及的生产和工作。

第五章　保障措施

第四十八条　县级以上人民政府应当将艾滋病防治工作纳入国民经济和社会发展规划，加强和完善艾滋病预防、检测、控制、治疗和救助服务网络的建设，建立健全艾滋病防治专业队伍。

各级人民政府应当根据艾滋病防治工作需要，将艾滋病防治经费列入本级财政预算。

第四十九条 县级以上地方人民政府按照本级政府的职责，负责艾滋病预防、控制、监督工作所需经费。

国务院卫生主管部门会同国务院其他有关部门，根据艾滋病流行趋势，确定全国与艾滋病防治相关的宣传、培训、监测、检测、流行病学调查、医疗救治、应急处置以及监督检查等项目。中央财政对在艾滋病流行严重地区和贫困地区实施的艾滋病防治重大项目给予补助。

省、自治区、直辖市人民政府根据本行政区域的艾滋病防治工作需要和艾滋病流行趋势，确定与艾滋病防治相关的项目，并保障项目的实施经费。

第五十条 县级以上人民政府应当根据艾滋病防治工作需要和艾滋病流行趋势，储备抗艾滋病病毒治疗药品、检测试剂和其他物资。

第五十一条 地方各级人民政府应当制定扶持措施，对有关组织和个人开展艾滋病防治活动提供必要的资金支持和便利条件。有关组织和个人参与艾滋病防治公益事业，依法享受税收优惠。

第六章　法律责任

第五十二条 地方各级人民政府未依照本条例规定履行组织、领导、保障艾滋病防治工作职责，或者未采取艾滋病防治和救助措施的，由上级人民政府责令改正，通报批评；造成艾滋病传播、流行或者其他严重后果的，对负有责任的主管人员依法给予行政处分；构成犯罪的，依法追究刑事责任。

第五十三条 县级以上人民政府卫生主管部门违反本条例规定，有下列情形之一的，由本级人民政府或者上级人民政府卫生主管部门责令改正,通报批评;造成艾滋病传播、流行或者其他严重后果的,对负有责任的主管人员和其他直接责任人员依法给予行政处分;构成犯罪的,依法追究刑事责任:

(一)未履行艾滋病防治宣传教育职责的;

(二)对有证据证明可能被艾滋病病毒污染的物品,未采取控制措施的;

(三)其他有关失职、渎职行为。

出入境检验检疫机构有前款规定情形的,由其上级主管部门依照本条规定予以处罚。

第五十四条 县级以上人民政府有关部门未依照本条例规定履行宣传教育、预防控制职责的,由本级人民政府或者上级人民政府有关部门责令改正,通报批评;造成艾滋病传播、流行或者其他严重后果的,对负有责任的主管人员和其他直接责任人员依法给予行政处分;构成犯罪的,依法追究刑事责任。

第五十五条 医疗卫生机构未依照本条例规定履行职责,有下列情形之一的,由县级以上人民政府卫生主管部门责令限期改正,通报批评,给予警告;造成艾滋病传播、流行或者其他严重后果的,对负有责任的主管人员和其他直接责任人员依法给予降级、撤职、开除的处分,并可以依法吊销有关机构或者责任人员的执业许可证件;构成犯罪的,依法追究刑事责任:

(一)未履行艾滋病监测职责的;

(二)未按照规定免费提供咨询和初筛检测的;

(三)对临时应急采集的血液未进行艾滋病检测,对临床用血艾滋病检测结果未进行核查,或者将艾滋病检测阳性的血液用于临床的;

(四)未遵守标准防护原则,或者未执行操作规程和消毒管理制度,发生艾滋病医院感染或者医源性感染的;

（五）未采取有效的卫生防护措施和医疗保健措施的；

（六）推诿、拒绝治疗艾滋病病毒感染者或者艾滋病病人的其他疾病，或者对艾滋病病毒感染者、艾滋病病人未提供咨询、诊断和治疗服务的；

（七）未对艾滋病病毒感染者或者艾滋病病人进行医学随访的；

（八）未按照规定对感染艾滋病病毒的孕产妇及其婴儿提供预防艾滋病母婴传播技术指导的。

出入境检验检疫机构有前款第（一）项、第（四）项、第（五）项规定情形的，由其上级主管部门依照前款规定予以处罚。

第五十六条　医疗卫生机构违反本条例第三十九条第二款规定，公开艾滋病病毒感染者、艾滋病病人或者其家属的信息的，依照传染病防治法的规定予以处罚。

出入境检验检疫机构、计划生育技术服务机构或者其他单位、个人违反本条例第三十九条第二款规定，公开艾滋病病毒感染者、艾滋病病人或者其家属的信息的，由其上级主管部门责令改正，通报批评，给予警告，对负有责任的主管人员和其他直接责任人员依法给予处分；情节严重的，由原发证部门吊销有关机构或者责任人员的执业许可证件。

第五十七条　血站、单采血浆站违反本条例规定，有下列情形之一，构成犯罪的，依法追究刑事责任；尚不构成犯罪的，由县级以上人民政府卫生主管部门依照献血法和《血液制品管理条例》的规定予以处罚；造成艾滋病传播、流行或者其他严重后果的，对负有责任的主管人员和其他直接责任人员依法给予降级、撤职、开除的处分，并可以依法吊销血站、单采血浆站的执业许可证：

（一）对采集的人体血液、血浆未进行艾滋病检测，或者发现

艾滋病检测阳性的人体血液、血浆仍然采集的;

(二)将未经艾滋病检测的人体血液、血浆,或者艾滋病检测阳性的人体血液、血浆供应给医疗机构和血液制品生产单位的。

第五十八条 违反本条例第三十六条规定采集或者使用人体组织、器官、细胞、骨髓等的,由县级人民政府卫生主管部门责令改正,通报批评,给予警告;情节严重的,责令停业整顿,有执业许可证件的,由原发证部门暂扣或者吊销其执业许可证件。

第五十九条 对不符合本条例第三十七条第二款规定进出口的人体血液、血浆、组织、器官、细胞、骨髓等,进出口口岸出入境检验检疫机构应当禁止出入境或者监督销毁。提供、使用未经出入境检验检疫机构检疫的进口人体血液、血浆、组织、器官、细胞、骨髓等的,由县级以上人民政府卫生主管部门没收违法物品以及违法所得,并处违法物品货值金额 3 倍以上 5 倍以下的罚款;对负有责任的主管人员和其他直接责任人员由其所在单位或者上级主管部门依法给予处分。

未经国务院药品监督管理部门批准,进口血液制品的,依照药品管理法的规定予以处罚。

第六十条 血站、单采血浆站、医疗卫生机构和血液制品生产单位违反法律、行政法规的规定,造成他人感染艾滋病病毒的,应当依法承担民事赔偿责任。

第六十一条 公共场所的经营者未查验服务人员的健康合格证明或者允许未取得健康合格证明的人员从事服务工作,省、自治区、直辖市人民政府确定的公共场所的经营者未在公共场所内放置安全套或者设置安全套发售设施的,由县级以上人民政府卫生主管部门责令限期改正,给予警告,可以并处 500 元以上 5 000 元以下的罚款;逾期不改正的,责令停业整顿;情节严重的,由原发证部门依法吊销其执业许可证件。

第六十二条　艾滋病病毒感染者或者艾滋病病人故意传播艾滋病的,依法承担民事赔偿责任;构成犯罪的,依法追究刑事责任。

第七章　附　则

第六十三条　本条例下列用语的含义:

艾滋病,是指人类免疫缺陷病毒(艾滋病病毒)引起的获得性免疫缺陷综合征。

对吸毒成瘾者的药物维持治疗,是指在批准开办戒毒治疗业务的医疗卫生机构中,选用合适的药物,对吸毒成瘾者进行维持治疗,以减轻对毒品的依赖,减少注射吸毒引起艾滋病病毒的感染和扩散,减少毒品成瘾引起的疾病、死亡和引发的犯罪。

标准防护原则,是指医务人员将所有病人的血液、其他体液以及被血液、其他体液污染的物品均视为具有传染性的病原物质,医务人员在接触这些物质时,必须采取防护措施。

有易感染艾滋病病毒危险行为的人群,是指有卖淫、嫖娼、多性伴、男性同性性行为、注射吸毒等危险行为的人群。

艾滋病监测,是指连续、系统地收集各类人群中艾滋病(或者艾滋病病毒感染)及其相关因素的分布资料,对这些资料综合分析,为有关部门制定预防控制策略和措施提供及时可靠的信息和依据,并对预防控制措施进行效果评价。

艾滋病检测,是指采用实验室方法对人体血液、其他体液、组织器官、血液衍生物等进行艾滋病病毒、艾滋病病毒抗体及相关免疫指标检测,包括监测、检验检疫、自愿咨询检测、临床诊断、血液及血液制品筛查工作中的艾滋病检测。

行为干预措施,是指能够有效减少艾滋病传播的各种措施,包括:针对经注射吸毒传播艾滋病的美沙酮维持治疗等措施;针对经性传播艾滋病的安全套推广使用措施,以及规范、方便的性病诊疗措施;针对母婴传播艾滋病的抗病毒药物预防和人工代乳品喂养等措施;早期发现感染者和有助于危险行为改变的自愿咨询检测措施;健康教育措施;提高个人规范意识以及减少危险行为的针对性同伴教育措施。

第六十四条 本条例自 2006 年 3 月 1 日起施行。1987 年12 月 26 日经国务院批准,1988 年 1 月 14 日由卫生部、外交部、公安部、原国家教育委员会、国家旅游局、原中国民用航空局、国家外国专家局发布的《艾滋病监测管理的若干规定》同时废止。

附录 2　不同人群、场所核心信息、导则

青年学生预防艾滋病宣传教育核心信息
（2021 版）

为进一步落实《健康中国行动（2019—2030 年）》《遏制艾滋病传播实施方案（2019—2022 年）》《教育部办公厅 国家卫生健康委办公厅关于切实加强新时代学校预防艾滋病教育工作的通知》有关要求，推进"十四五"时期学校预防艾滋病教育工作的开展，遏制艾滋病在青年学生人群中的传播和流行，促进青年学生身心健康，在教育部、国家卫生健康委有关司局指导下，中国疾病预防控制中心性病艾滋病预防控制中心联合教育部全国学校预防艾滋病教育专家组，根据青年学生特点和需求修订了青年学生预防艾滋病教育核心信息，为学校开展预防艾滋病宣传教育工作提供参考和指导。

一、危害性认识

1. 艾滋病是一种危害大、病死率高的重大传染病，目前既不可治愈，也没有疫苗。

艾滋病，即获得性免疫缺陷综合征（AIDS），是人体感染人类

免疫缺陷病毒（艾滋病病毒，HIV）而引起的，以人体 CD4$^+$ T 淋巴细胞减少为特征的进行性免疫功能缺陷，疾病后期可继发各种机会性感染、恶性肿瘤和中枢神经系统病变的综合性疾患。传染源是艾滋病病毒感染者和艾滋病病人。

艾滋病病毒感染者在急性期表现为发热、咽痛、恶心、呕吐、腹泻、皮疹、关节痛等症状。若不及早发现并规范治疗，绝大多数感染者经过潜伏期都会发病，发病后病情发展迅速，表现为体重减轻、神经精神症状，持续性全身性淋巴结肿大，多因各种感染和肿瘤致命，发病后病死率很高。目前我国艾滋病年报告死亡人数居传染病首位。

迄今，尚无可以根治艾滋病的药物，也缺乏有效预防感染艾滋病的疫苗。一旦感染艾滋病，需要终身规律服药，会带来很大的精神压力和健康损害，对学习、就业和家庭等带来较大影响。

艾滋病有三种传播途径：血液传播、性传播和母婴传播。人们对艾滋病普遍易感，可通过接触带有病毒的血液、精液、阴道分泌液、乳汁而传染。

2. 目前我国青年学生中艾滋病主要传播方式为性传播，特别是男性同性性行为传播。

近年来每年发现的青年学生艾滋病病毒感染者中，超过 80% 通过男性同性性行为感染。每 12 位男性同性性行为者中就有 1 位是艾滋病病毒感染者。

部分地区青年学生中艾滋病疫情向低龄化发展。

3. 不能通过外表判断一个人是否感染了艾滋病病毒，只有通过检测才能判断。

艾滋病病毒感染阶段分为急性期、无症状期和艾滋病期。急性期和无症状期的感染者没有特殊的体征和症状,不能从外表判断是否感染了艾滋病,只能通过检测出体内病毒的核酸、抗原或者抗体来判断。急性期和无症状期的感染者虽然外表看不出来,但具有传染性。

感染者经过有效抗病毒治疗,可使体内病毒持续保持在检测不出的水平,外表也与普通人无异。因此,不能仅从外表判断一个人是否感染艾滋病。

二、预防知识

1. 学习掌握性健康知识,提高自我保护意识与技能,做自己健康的第一责任人。

每一个人都是自己健康的第一责任人。青年学生应主动接受性健康教育,建立正确的人生观、价值观,丰富课余生活,提高自制力。未成年人避免发生性行为,青少年尽量推迟首次性行为时间。

保持单一性伴侣,培养积极向上的生活方式,知晓性责任,拒绝和预防不安全性行为,提倡负责任、安全的性行为。

2. 拒绝不安全性行为,正确使用安全套。

青年学生容易感染艾滋病的不安全性行为包括:无保护(不使用安全套)的男性同性性行为、与不知道感染状况的人发生无保护性行为、与多人发生性行为、吸毒或醉酒后发生性行为等。其中,无保护的男性同性性行为是青年学生最常见的感染方式。

发生性行为时应全程正确使用合格的安全套,这是预防艾滋病、性病的最有效措施。

3. 使用毒品会增加感染艾滋病病毒的风险。

与艾滋病病毒感染者共用针具吸毒会使病毒通过污染的针具传播。

使用新型毒品(冰毒、摇头丸、K粉等)或者醉酒可刺激或抑制中枢神经活动,降低自己的风险意识,导致多性伴和无保护性行为的增加,也会间接地增大感染艾滋病病毒和性病的风险。

提高对新型"换装"毒品的辨识力,毒品可能化身成"可乐""奶茶""糖豆豆",要增强对毒品的警惕性,远离毒品,保持身心健康。

4. 性病可增加感染艾滋病病毒的风险,必须及时到正规医疗机构诊治。

性病病人感染艾滋病的风险更高。特别是梅毒、生殖器疱疹等以生殖器溃疡为特征的性病,使艾滋病病毒更容易通过溃疡入侵。

正规的医疗机构才能提供规范化性病诊治服务,减少误诊、漏诊,避免延误治疗时机,防止产生并发症。

5. 使用消毒不严格的被艾滋病病毒污染的工具文眉、打耳洞、拔牙等也有造成艾滋病传播的可能。

文眉、打耳洞、拔牙等工具因与体液接触,如消毒不严格,可能携带艾滋病病毒。

如个人确实需要文眉、打耳洞、拔牙等,一定要到正规医疗机构进行,使用一次性或严格消毒的工具。

6. 日常学习和生活接触不会传播艾滋病。

日常学习和生活接触，包括共用学习用品、共同进餐、共用卫生间、握手、拥抱等不会传播艾滋病病毒。

蚊虫叮咬也不会传播艾滋病。

7. 发生易感染艾滋病危险行为后，必要时可采取药物阻断，减少艾滋病病毒感染的风险。

一旦发生不安全性行为等易感染艾滋病高危行为后，应及时到指定医院咨询和检测，并在医生指导下进行暴露后预防（PEP）用药。

暴露后预防用药可以有效降低感染艾滋病病毒的风险。用药时间越早越好，在暴露后 2 小时内服用效果最佳，72 小时内服用有较高的阻断成功率。

三、检测与治疗

1. 发生高危行为后，应该主动进行艾滋病检测与咨询，早发现、早诊断。

发生高危行为后，应尽早主动到疾控中心或相关医疗机构寻求艾滋病咨询和检测，也可以使用药监局批准的自我检测试剂进行筛查检测。筛查检测结果呈阳性不能确定是否感染，还应尽快进行确诊检测，以便尽早治疗。

进行艾滋病检测时应避开检测窗口期（指从感染艾滋病病毒到血液中检测到病毒核酸、抗原或抗体的时期），不同个体的检测窗口期长短存在差异。一般情况下，艾滋病病毒抗体检测的窗口期约为 3 周，病毒抗原和抗体联合检测的窗口期约为 2 周，病毒核酸检测的窗口期约为 1 周。

2. 疾控中心、医院等机构均能提供保密的艾滋病咨询和检测服务。

各地疾控中心自愿咨询检测门诊（VCT）提供免费艾滋病咨询和检测服务。各地县级以上医院、妇幼保健机构及部分基层医疗机构（如社区卫生服务中心、乡镇卫生院）也提供检测服务。个人还可以购买自我检测试剂进行检测，如果检测阳性，要及时到医疗机构、疾控中心确诊。

有关法律法规规定，医疗机构及其医务人员应当对患者的隐私保密。全国艾滋病咨询检测点信息详见：http://ncaids.chinacdc.cn/fazl/jcjg_10287/zyzxjcmz/

3. 感染艾滋病病毒后应及早接受抗病毒治疗。

一旦感染艾滋病病毒，体内病毒复制就已经开始，会逐渐损害全身多个器官，及早治疗能够抑制病毒复制，恢复免疫功能，保持较好的身体状况。

及早的抗病毒治疗可达到较好的治疗效果，使病毒降到检测不到的水平，研究表明检测不到就等于不传播，可以有效预防病毒传播给配偶和性伴。

四、法律法规

1. 艾滋病病毒感染者和艾滋病病人应得到理解和关怀，反对歧视艾滋病病毒感染者和艾滋病病人。

艾滋病病毒感染者和艾滋病病人的各项权利受到法律保护。

《中华人民共和国传染病防治法》规定，"任何单位和个人不得歧视传染病病人、病原携带者和疑似传染病病人"。《艾滋病防治条例》规定，"任何单位和个人不得歧视艾滋病病毒感染者、艾滋病病人及其家属。艾滋病病毒感染者、艾滋病病人及其家属享有的婚姻、就业、就医、入学等合法权益受法律保护"。

2. 故意传播艾滋病要承担法律责任。

艾滋病病毒感染者和艾滋病病人在得知感染艾滋病病毒后应主动告知性伴或配偶。

故意传播艾滋病违反国家法律法规，需要承担相应的法律责任。《艾滋病防治条例》规定，"艾滋病病毒感染者或者艾滋病病人故意传播艾滋病的，依法承担民事赔偿责任；构成犯罪的，依法追究刑事责任"。《最高人民法院　最高人民检察院关于办理组织、强迫、引诱、容留、介绍卖淫刑事案件适用法律若干问题的解释》规定，明知自己感染艾滋病病毒而卖淫、嫖娼，或明知自己感染艾滋病病毒，故意不采取防范措施而与他人发生性关系，致使他人感染艾滋病病毒的，依照刑法第二百三十四条第二款的规定，以故意伤害罪定罪处罚。

中国疾病预防控制中心性病艾滋病预防控制中心
教育部全国学校预防艾滋病教育专家组
2021 年 11 月

老年人预防艾滋病导引

老年人是艾滋病防治的重点人群。

老年人预防艾滋病，牢记防艾"四要""一不要"：

1. 要有风险意识

老年人离艾滋病并不遥远。近年来，每年新发现的艾滋病病毒感染者中，100 例中就有 20 多例为 60 岁及以上老年人。性途径是最主要的传播方式。艾滋病目前不可治愈，感染后会给家人带来精神和经济负担。

2. 要保持健康生活方式

积极参与社区文化活动，培养兴趣爱好，充实老年生活。

3. 要采取防护措施

安全套俗称"避孕套"，佩戴安全套是预防艾滋病性传播简单、有效的方法。发生性行为要佩戴安全套进行防护。

4. 要及时检测

发生高危行为后 2~4 周（比如嫖娼、多性伴、无保护的男男同性性行为等)，要及时进行艾滋病检测。各地疾控中心艾滋病自愿咨询检测门诊可提供免费检测。门诊信息可咨询当地疾控中心、12320 热线，或在中国疾控中心艾防中心官网（http://ncaids.chinacdc.cn/fazl/jcjg_10287/zyzxjcmz/）及扫描下方二维码查询。

5. 不要发生不安全性行为

无保护性行为、多性伴及卖淫嫖娼行为都是感染艾滋病的高风险行为,老年人预防艾滋病要避免发生这些行为。

自愿咨询检测
门诊点信息

流动人口预防艾滋病导引

流动人口是艾滋病防治的重点人群。

出门在外,防艾要牢记"三要""一不要":

1. 要保持忠诚的性关系

性伴侣之间相互忠诚,艾滋病便无可乘之机,这是从根本上预防艾滋病性接触感染的方法。

2. 要采取防护措施

佩戴安全套是预防艾滋病性传播简单、有效的方法。发生性行为要使用安全套进行防护,预防艾滋病病毒感染。

3. 要及时进行阻断和检测

发生高危行为后要及时寻求疾病预防控制机构等人员的专业帮助,根据需要在发生高危行为后 72 小时内服用药物阻断感染,即紧急服用药物预防艾滋病感染。各地 HIV 暴露后预防门诊点信息可扫描下方二维码在中国疾控中心艾防中心官网查询。发生高危行为后 2~4 周,要及时进行艾滋病检测。各地疾控中心艾滋病自愿咨询检测门诊可提供免费检测。门诊信息可扫描下方二维码在中国疾控中心艾防中心官网(http://ncaids.chinacdc.cn/fazl/jcjg_10287/zyzxjcmz/)查询。

4. 不要发生不安全性行为

不发生无保护性行为,避免与多个性伴发生性行为(无保护性行为和多性伴会增大艾滋病感染的风险),不参与卖淫嫖娼行为(卖淫嫖娼不仅违法,还有较高的感染艾滋病的风险)。

全国 HIV 暴露后预防门诊点信息　自愿咨询检测门诊点信息

青年学生预防艾滋病导引

青年学生是艾滋病防治的重点人群。

青年学生预防艾滋病,要牢记"三要""三避免":

1. 要学习艾滋病预防知识

青年学生距离艾滋病并不遥远,每年新报告 3 000 多例青年学生艾滋病病例,主要通过无保护性行为感染,尤其是男男同性性行为。青年学生要积极参加学校预防艾滋病教育课、讲座和科普宣传,积极学习艾滋病预防知识。

2. 要采取防护措施

要掌握艾滋病预防技能,如佩戴安全套、自我检测操作、药物预防服务的获取等。使用安全套是预防艾滋病性接触途径感染最简单有效的方式。发生性行为,要佩戴安全套进行防护。

3. 要及时阻断和检测

发生高危行为后要及时寻求疾病预防控制机构等人员的专业帮助,根据需要在发生高危行为后 72 小时内服用药物阻断感染,即紧急服用药物预防艾滋病感染。各地 HIV 暴露后预防门诊点信息可扫描下方二维码在中国疾控中心艾防中心官网(http://ncaids.chinacdc.cn/fazl/jcjg_10287/zyzxjcmz/)查询。多次使用暴露后药物阻断者,要通过上述机构或互联网医疗平台,寻求暴露前预防服务。

发生高危行为后 2~4 周,要及时进行艾滋病检测。各地疾控中心艾滋病自愿咨询检测门诊可提供免费检测。门诊信息可扫描下方二维码在中国疾控中心艾防中心官网查询。也可网络购买自检试剂进行检测,或去二级及以上医疗机构进行艾滋病检测。

4. 避免与感染状况不明的人发生无保护性行为

要了解性伴的艾滋病检测结果,针对性伴不同的检测结果采取必要的防护措施,避免发生无保护性行为。

5. 避免在醉酒、意识不清的情况下发生性行为

在醉酒、意识不清的情况下,个人防护能力减弱,增加艾滋病感染风险。

6. 避免滥用精神活性物质

避免滥用助性剂等精神活性物质,滥用不仅会使健康受损,还易导致多性伴和无保护性行为的发生,增加感染艾滋病的风险。

全国 HIV 暴露后预防门诊点信息　　自愿咨询检测门诊点信息

三类人群预防艾滋病导引使用说明

可利用流动人口、老年人和青年学生预防艾滋病导引直接面向三类人群开展宣传,导引使用过程中,注意以下几点:

(1)各省(区、市)可根据本地疫情情况,进行展示数据的修

改,例如不同人群感染比例信息、不同传播途径比例信息,以便更适合本地人群特征;

(2)各省(区、市)可根据本地需求,更换二维码,例如使用本地疾病预防控制中心二维码、艾滋病检测和宣传相关系统的二维码等,以便更适合本地宣传使用;

(3)各省(区、市)可根据本地需求,将文字内容设计制作成易于媒体传播的电子版或纸质宣传折页等,以增加可读性和传播性。

家庭预防艾滋病导引

一、家庭成员要积极学习以下艾滋病基本知识

1. 艾滋病离我们的生活并不遥远。目前,全国累计发现的艾滋病病毒感染者已经超过 100 万例。

2. 艾滋病是一种危害大、病死率高的严重传染病,目前不可治愈,无疫苗可预防。感染艾滋病会对学习、就业和家庭等带来较大影响,并需终身服药治疗。

3. 艾滋病病毒可通过性接触、血液和母婴三种途径传播,性接触传播是目前感染艾滋病的最主要途径。日常生活接触如吃饭、拥抱、共用卫生间等不传播艾滋病。

4. 正确使用安全套不仅能避孕,还能预防性病和艾滋病。

5. 各级疾病预防控制中心、二级及以上医疗机构均可开展艾滋病检测。各自愿咨询检测机构可开展免费的艾滋病检测,自愿咨询检测机构信息可在当地疾控中心或中国疾控中心

艾防中心官网（http://ncaids.chinacdc.cn/fazl/jcjg_10287/zyzxjcmz/）查询。

二、婚前要婚检，孕期要孕检

婚前男女双方要接受包括艾滋病检测在内的婚前检查。如果一方检查发现感染艾滋病，应及时告知对方。

怀孕前夫妻双方要进行艾滋病检测。怀孕后接受包括艾滋病检测在内的常规孕期检查，如发现感染艾滋病，要在专业机构指导下及时采取措施，阻断母婴传播。

三、家庭成员保持健康文明的生活方式

1. 发扬夫妻忠诚的中华传统美德，营造和谐家庭氛围。
2. 关注青春期子女的性教育，提升青少年自我保护意识。
3. 子女关心老年人精神生活，老年人参加健康的体育、文娱活动。

四、发生高危行为后，要及时接受药物阻断和检测

1. 发生高危行为后（比如卖淫嫖娼、多性伴、无保护的男男同性性行为、注射吸毒等行为)72 小时内，要在疾控等专业人员指导下，到艾滋病暴露后预防门诊接受药物阻断（紧急服用药物预防感染艾滋病）。
2. 发生高危行为 2~4 周后，要及时到当地疾病预防控制中心或医疗机构进行艾滋病检测，也可以进行自我检测。检测前，夫妻同房时要使用安全套，防止传染给配偶。

五、感染者要避免传染给配偶,家庭成员也要关爱感染者

1. 感染者要及时主动将感染状况告知配偶,隐瞒感染状况导致配偶感染将承担法律责任。夫妻同房时要使用安全套。

2. 感染者要及早启动抗病毒治疗,并动员配偶每年至少接受一次艾滋病检测。

3. 家庭成员要关心和照顾感染者的生活,提醒和督促感染者按时服药、定期随访。

企业预防艾滋病导引

一、企业要积极对员工进行预防艾滋病宣传

1. 企业工会、人事等部门要从关爱职工的高度,将预防艾滋病宣传纳入单位工作计划和企业文化。

2. 企业在开展新入职员工培训时,要纳入艾滋病防治知识内容。

3. 企业要利用内部刊物、网络平台、图书室、展板等宣传手段,向员工普及艾滋病防治知识。

4. 企业要结合安全作业培训日等时机,开展艾滋病健康专题活动。

二、企业员工要积极学习以下艾滋病基本知识

1. 艾滋病离我们的生活并不遥远。目前,全国累计发现的艾滋病病毒感染者已经超过 100 万例。

2. 艾滋病是一种危害大、病死率高的严重传染病,目前不可治愈、无疫苗可预防。感染艾滋病需终身治疗,不仅给个人带来精神和心理压力,还增加了家庭负担。

3. 艾滋病病毒可通过性接触、血液和母婴三种途径传播,性接触传播是目前感染艾滋病的最主要途径。日常接触如握手、吃饭、共用卫生间等不传播艾滋病。

4. 正确使用安全套不仅能避孕,还能预防性病和艾滋病。

5. 各级疾病预防控制中心、二级及以上医疗机构均可开展艾滋病检测。各自愿咨询检测机构可开展免费的艾滋病检测,自愿咨询检测机构信息可在当地疾控中心或中国疾控中心艾防中心官网(http://ncaids.chinacdc.cn/fazl/jcjg_10287/zyzxjcmz/)查询。

三、企业员工要掌握预防艾滋病的方法

1. 与性伴侣保持相互忠诚的性关系,不参与卖淫嫖娼、吸毒等高危行为。发生性行为要佩戴安全套进行防护。

2. 发生高危行为后,要及时接受药物阻断和检测。高危行为后 72 小时内,要在疾控等专业人员指导下,到艾滋病暴露后预防门诊接受药物阻断(紧急服用药物预防感染艾滋病)等服务。高危行为 2~4 周后,到当地疾病预防控制中心或医疗机构进行艾滋病检测,也可以进行自我检测。

医院预防艾滋病导引

一、医院要向就诊者宣传以下艾滋病基本知识

1. 艾滋病离我们的生活并不遥远。目前,全国累计发现的艾滋病病毒感染者已经超过 100 万例。

2. 艾滋病是一种危害大、病死率高的严重传染病,目前不可治愈、无疫苗可预防。感染艾滋病会对学习、就业和家庭等产生较大影响,感染者需终身服药治疗。

3. 艾滋病病毒可通过性接触、血液和母婴三种途径传播,性接触传播是目前感染艾滋病的最主要途径。日常生活接触如吃饭、拥抱、共用卫生间等不传播艾滋病。

4. 不能从一个人的外表来判断是否感染艾滋病。艾滋病检测是诊断感染的唯一标准。当地医疗机构可以提供艾滋病检测服务。

5. 早检测、早发现、早治疗,能够保持较好的身体状况,正常地工作、生活和学习。

二、医院要为以下就诊者提供艾滋病检测

1. 皮肤性病科、感染科、肛肠科、泌尿外科、妇产科、男科、计划生育科等科室的就诊者。

2. 具有下列症状或疾病的就诊者:不明原因的长期发热(大于 1 个月)、肺部感染、体重下降、皮疹;出现反复发作的口腔念珠菌病、带状疱疹、口腔毛状黏膜白斑、口腔溃疡、脂溢性皮炎等细

菌、真菌的感染；长期慢性腹泻（大于 1 个月）；生殖器、肛门部位出现溃疡性或者赘生性病变；泌尿生殖道感染；结核病、乙型肝炎、丙型肝炎。

3. 具有高危行为史（比如卖淫嫖娼、多性伴、无保护的男男性行为、吸毒等）的就诊者。

4. 按照规定或医生评估需要接受艾滋病检测的其他就诊者。

三、医院要为检测发现的艾滋病病毒感染者提供告知和咨询

医院要及时对就诊者检测发现的艾滋病病毒感染者告知其结果，提供预防性传播和抗病毒治疗等相关咨询，建议其在性行为中佩戴安全套，避免传染配偶或性伴。

三种场景预防艾滋病导引使用说明

家庭、企业和医院预防艾滋病导引可为在相应的场景下开展艾滋病防治宣传提供技术参考，使用过程中应注意以下几点：

（1）各省（区、市）可根据本地疫情，对导引展示的数据进行修改，例如疫情信息、传播途径信息，以更适合本地宣传需要；

（2）各省（区、市）可根据本地需求，增加二维码，例如使用本地疾病预防控制中心二维码、艾滋病自愿咨询检测门诊二维码或暴露前后预防门诊点二维码等，以便更适合本地宣传使用；

（3）各省（区、市）可根据本地需求，将文字内容设计制作成易于媒体传播的电子版或纸质宣传折页等，以增加可读性和传播性。

高校校园预防艾滋病导引

一、高校学生要了解以下预防艾滋病知识

1. 近年来青年学生中持续发现艾滋病病毒感染者,每年报告约 3 000 例。

2. 艾滋病是一种危害大、病死率高的严重传染病,目前不可治愈,无疫苗可预防。感染艾滋病会对学习、就业和家庭等带来较大影响,承受精神和心理压力,并需终身服药治疗。

3. 艾滋病病毒通过性接触、血液和母婴三种途径传播,性接触是艾滋病最主要的传播途径。

4. 青年学生容易感染艾滋病的性行为包括:无保护(不使用或不正确使用安全套)的男男性行为、与不知道感染状况的人发生无保护性行为、与多人发生性行为、吸毒或醉酒后发生性行为等。其中,无保护的男男性行为是青年学生最常见的感染方式。

5. 各级疾病预防控制机构和医疗机构可开展艾滋病检测。各自愿咨询检测机构可开展免费的艾滋病检测,自愿咨询检测机构信息可在当地疾控中心或中国疾控中心艾防中心官网(http://ncaids.chinacdc.cn/fazl/jcjg_10287/zyzxjcmz/)查询。

二、高校新生要通过入学教育提高预防艾滋病技能

高校新生参加入学教育期间要积极学习和了解艾滋病防治知识和技能,主动加入学校防艾志愿者学生社团。

三、交友和恋爱期间要注意预防艾滋病

1. 网上交友,线下见面,要提高安全意识。要远离毒品。避免与网友发生无保护性行为。

2. 性行为一定要使用安全套进行保护。选择质量合格、未过期的安全套;撕开外包装过程中避免安全套破损。安全套不要重复使用,性行为全程使用安全套。

3. 不要与不知道 HIV 感染状况的人发生无保护性行为,不要在醉酒的情况下发生性行为。

四、休闲娱乐期间要注意预防艾滋病

1. 避免醉酒,更不要在醉酒的情况下发生性行为。

2. 提高自我防护能力,了解新型毒品的伪装形式,如饼干、奶茶、跳跳糖等,不喝陌生人递来的饮料,避免误用新型毒品后发生性行为。

3. 性行为一定要使用安全套进行保护。选择质量合格、未过期的安全套,撕开外包装过程中避免安全套破损。安全套不要重复使用;性行为全程使用安全套。

4. 不要与不知道 HIV 感染状况的人发生无保护性行为。

五、发生不安全性行为后要及时进行艾滋病检测和咨询,必要时可进行阻断

1. 发生不安全性行为后要尽早到当地的疾病预防控制机构或医疗机构咨询,最好在 24 小时以内,最晚不超过 72 小时。如

有必要,要在专业人员指导下进行药物阻断(紧急服用药物预防感染)。

2. 发生不安全性行为3周后要尽早到当地疾病预防控制机构或医疗机构进行艾滋病检测。也可采用适当的自我检测试剂进行检测,自检结果阳性或可疑,要尽快到当地疾病预防控制机构或医疗机构再次检测。未获得检测结果前,性行为要使用安全套预防感染他人。

居民社区预防艾滋病导引

一、社区居民要积极学习和了解以下防艾知识

1. 近年来,我国60岁以上的艾滋病感染者人数逐年增加,每年报告3万例以上,以男性为主,其中绝大多数是通过异性性行为感染。

2. 艾滋病是一种危害大、病死率高的严重传染病,目前不可治愈、无疫苗可预防。如果不幸感染艾滋病,需终身治疗,不仅给个人带来精神和心理压力,还增加家庭负担。

3. 艾滋病病毒通过性接触、血液和母婴三种途径传播,性接触传播是感染艾滋病的最主要原因。

4. 社区居民感染艾滋病的情形包括:不固定性伴、不使用安全套、无保护的男男同性性行为等。

5. 各级疾病预防控制机构和医疗机构可开展艾滋病检测。各自愿咨询检测机构可开展免费的艾滋病检测,自愿咨询检测机构信息可在当地疾控中心或中国疾控中心艾防中心官网(http://

ncaids.chinacdc.cn/fazl/jcjg_10287/zyzxjcmz/）查询。

二、要保持一对一忠诚的性关系

1. 夫妻间要保持一对一忠诚的性关系，拒绝黄赌毒。

2. 老年人要养成健康文明的生活方式，健康养老。要尊重和支持离异或丧偶老年人再婚的权利。

三、性行为要使用安全套

发生非婚性行为一定要使用安全套进行保护。选择质量合格、未过期的安全套，撕开外包装过程中避免安全套破损。安全套不要重复使用，性行为全程使用安全套。

四、发生不安全性行为后要及时进行艾滋病检测和咨询，必要时可进行阻断

1. 发生不安全性行为后要尽早到当地的疾病预防控制机构或医疗机构咨询，最好在 24 小时以内，最晚不超过 72 小时。如有必要，要在专业人员指导下进行药物阻断（紧急服用药物预防感染）。

2. 发生不安全性行为 3 周后要尽早到当地疾病预防控制机构或医疗机构进行艾滋病检测。也可采用适当的自我检测试剂进行检测，自检结果阳性或可疑，要尽快到当地疾病预防控制机构或医疗机构再次检测。未获得检测结果前性行为要使用安全套预防感染他人。

五、确诊感染艾滋病后要采取安全措施不传染他人并及时治疗

确诊感染艾滋病后，性行为要使用安全套，避免感染配偶或有性关系者。及早启动抗病毒治疗，规范服药，保持身体健康。

附录 3　红丝带

红丝带——艾滋病防治的国际性标志

红丝带是关注艾滋病防治问题的国际性标志,诞生于 20 世纪 80 年代末。在一次世界艾滋病大会上,艾滋病病毒感染者和艾滋病病人齐声呼吁人们的理解,一条长长的红丝带被抛在会场的上空,支持者们将红丝带剪成小段,并用别针将折叠好的红丝带别在胸前。

红丝带像一条纽带将世界人民紧紧联系在一起,共同抗击艾滋病,象征着人们对艾滋病病毒感染者和艾滋病病人的关心与支持,象征着人们对生命的热爱和对平等的渴望,象征着人们用"心"来参与防治艾滋病的工作。

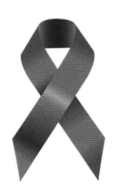

附录 4　官方网站

1. 中国疾病预防控制中心性病艾滋病预防控制中心：https://ncaids.chinacdc.cn/

2. 中国性病艾滋病防治协会：http://www.aids.org.cn/

3. 中国预防性病艾滋病基金会：http://www.cfpsa.org.cn/

4. 社会组织参与艾滋病防治基金：http://aidsfund.cpma.org.cn/

5. 中国健康教育网：https://www.nihe.org.cn/

6. 全国艾滋病自愿咨询检测和确证检测机构一览表：https://ncaids.chinacdc.cn/fazl/jcjg_10287/zyzxjcmz/

附录 5　中国疾病预防控制中心
性病艾滋病预防控制中心微信公众号